몸에 좋은 민간요법

김창무 지음

지혜의나무

건식과 민간요법2

몸에 좋은 **민간요법**

김창무 지음

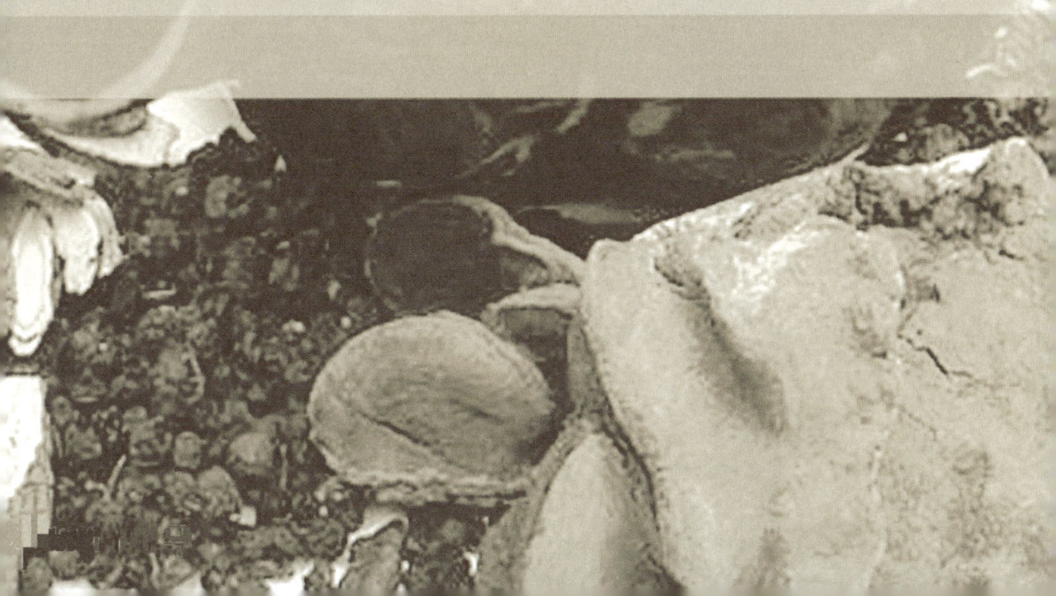

책머리에

『집에서 할 수 있는 자연요법』의 저자이자, 민간요법의 대가로 유명한 일본의 토오조 유리꼬(東城 百合子) 씨는, 종전(終戰)의 혼란이 아직 가시지 않았던 1953년 겨울에 결핵(結核) 3기로 자리를 보존하고 있던 중환자였습니다.

당시는 결핵이라면 망국병(亡國病)이라 일컬어지던 시대여서, 지금의 암(癌)만큼이나 두려워하던 때였습니다.

바야흐로 페니실린이 판을 치고, 다이아진이 만병통치약으로 알려져 있던 때에 스트렙토마이신이 개발되어 조금씩 시중에 나돌던 때이기는 하였습니다. 그러나 그 값이 너무나 비싸, 일반 사람들은 결핵을 앓으면서도 그 신통하다는 스트렙토마이신을 마음 놓고 살 수가 없던 때였습니다. 그럼에도 불구하고, 그는 다행히도 그것의 효험으로 근근이 연명은 하고 있었으나, 그동안 복용해 오던 화학합성약품들의 부작용이 나타나, 병세는 악화일로를 치닫고 있었습니다.

그러던 어느 날 오빠의 친구가 문병을 와서 다음과 같이 말했습니다.

"결핵균은 산성 혈액 속에서는 잘 자라지만, 알칼리성 혈액 속에서는 죽어버려요. 영양을 섭취한답시고 백미와 동물성 식품을 많이 먹고 있으면, 피가 산성화하고 탁해져서 결핵균이 더욱 활성을 띠게 되지요. 당장에 생각을 바꾸어서 '알칼리성 혈액을 만드는 식품'을 먹도록 해요."(당시까지는 결핵환자는 무조건 영양분이 많은 식품을 먹어야 한다고 가르치던 시대였습니다. 따라서 토오조 씨도 영양가가 높은 음식을 주로 먹고 있었습니다.)

이런 말을 듣고 나서는 그의 말에 수긍을 하고 자연식(自然食)을 하기로 결심하였답니다.

그리하여 생명력이 왕성한 현미와 잡곡, 채소류, 해조류(海藻類: 김, 미역, 다시마, 파래, 톳, 모자반 따위)에다 동물성단백질은 어류(멸치, 붕어, 잉어 따위)에서 취하고, 지방(脂肪)은 식물성 지방을(콩과 참깨에서) 섭취하기로 작정한 뒤, 이대로 실천하기를 1년!

그는 점차 활기를 얻게 되어, 병원에서는 거의 손을 든 상태에 있었던 것이 이제는 결핵으로부터 완전히 벗어났다는 것입니다.

오빠 친구의 말 한마디에서 힌트를 얻어 자연식을 실천한 결과, 자연이 베풀어 준 위대한 생명의 힘에 감격의 눈물을 흘리면서 기뻐하며 병상을 떠난 것입니다. 그런 그가, 이제는 완치된 기쁨과 위대한 자연의 치유력에 감사하는 마음을 참을 길 없어, 병을 얻어 고통 받고 있는 이들에게 도움이 되었으면 하는 충정에서, 그동안의 체험을 토대로 「집에서 할 수 있는 자연요법」을 집필하게 되었다는 이야기입니다.

이렇듯, 건강을 유지하거나 질병을 치료하는 방법에는 약국·의사·병원에 의지하는 길 이외에도, 효과적인 방법이 있다는 것을 알아야 합니다.

이런 뜻에서 필자가 우리 주위에 흩어져 있는, 수천 년 전부터 전해 내려오는 민간요법 중에서 엄격히 간추리고, 체험을 통해서 터득하고 확신하는 방법 등을 모아 엮은 것이 이 책입니다.

병원에서 의사가 처방해 주고, 약국에서 다루고 있는 약들은 대부분이 화학적으로 합성조제한 약품입니다. 한약은 생약이지만, 효과가 더디므로 급할 때는 대개가 화학적 합성 약품을 선택, 사용하고 있는 것이 우리네 현실입니다. 그러나 그것(화학적 합성약품)은 대부분이 진통제이거나 병균의 증식을 억제하는 것일 뿐 완전히 병원(病原)을 없애지는 못 하며, 그러는 동안에 체내에서 병균이나 병원(病原)을 이겨내는 힘이 생기기를 기다리는 것, 곧 자연치유력이 생기기를 기다리는 것입니다. 그래서 병들어 병원에 가면 입원을 시키는 것입니다. 약이 바로 병균을 죽이고 병원(病原)과 병소(病巢)를 드러내어 치료할 수 있다면 무엇 때문에 입원을 시키겠습니까?

병이 더하지 않게 하면서 자연치유력이 생기기를 기다리자는 것이 곧 입원이라는 방법입니다. 때를 기다리는 것이지요.

필자는 현재 약국에서 팔고 있는 약품이나 병원에서의 치료방법을 부정하거나 비방하자는 것이 아닙니다. 그런 방법 말고도 병을 치료하는 방법이 또 하나 있다는 것을 강조하며, 추천할 뿐입니다. 그것이 요즈음 회자되고 있는 대체의학, 곧 제3의 치료요법입니다. 민간요법도 이에 해당되는 것입니다. 침·뜸·부항·

온열기·스포츠마사지·발마사지·해수탕·아로마요법·향기요법·음향요법·기 치료법·물 치료법 등등 약품이나 수술 이외의 방법으로도 얼마든지 병을 치료할 수가 있다는 것입니다.

질병의 치료 방법은 산술이 아닙니다.

사람의 용모와 성격과 생각이 각각 다르듯이, 같은 이름의 질병이더라도 개체에 따라 치료 방법은 다 다를 수도 있습니다.

여러 날, 여러 해를 두고 앓던 병이 우연히 듣고 해본 민간요법으로 신기하게 나았다는 얘기며, 거의 포기상태에 있던 난치병이 어설픈 방법으로도 씻은 듯이 나았다는 얘기는 한도 끝도 없이 많습니다.

좋다는 방법은 여러 가지로 많습니다.

그러나 그것이 누구에게나 다 들어맞는 것은 아닙니다. 듣는 사람도 있고, 듣지 않는 사람도 있습니다.

이런 가운데서 비교적 안전하고 확실하다고 생각되는 것을 골라 적어 놓은 것이 이 책입니다.

누가 뭐래도 병은 예방이 첫째이고, 치료는 초기에, 약은 음식을 통해서 효과를 바란다는 것이 철칙입니다. 의식(醫食)이 동원(同源)이라지 않습니까?

평소에 규칙적인 생활(식생활도 포함)에 과식과 과로를 피하고, 운동과 단련으로 꾸준히 체력을 증강시켜 나간다면 더할 나위가 없겠지만, 사람의 생활이 어디 그렇게 이루어지기가 쉽습니까? 문제는 여기에 있다는 것을 명심하고, 나름대로 열심히 노력하는 도리밖에 없지 않겠습니까?

무엇이나 과유불급(過猶不及)입니다. 모자라는 것도 탈이지만 지나친 것도 탈입니다. 그것이 곧 병의 근원이 됩니다.

　이 책을 이용하여 병원에서 치료하지 못 한 것을 내 손으로 치료할 수 있다면 그보다 더 좋고 신기한 일이 어디에 있겠습니까?

　한번 시도해 보시고 희열을 맛보도록 하시기를 바랍니다.

2006년
엮은이 김창무

차례

책머리에 · 5
민간요법의 기초 · 17

가

1. 가슴이 답답하고 기침이 날 때에는 · 23
2. 가슴이 쑤시고, 뜨끔뜨끔 아플 때에는 · 23
3. 간경변증에는 · 23
4. 간경화복막염 등 난치병에는 · 25
5. 간장의 질병에는 · 25
6. 감기로 온 몸이 쑤시고 아플 때에는 · 27
7. 갑상선이 부은 데에는 · 31
8. 갑자기 가슴이 아플 때에는 · 31
9. 객혈(咯血)을 할 때에는 · 31
10. 검은 얼굴을 희게 하고 싶은 사람은 · 32
11. 겨드랑이에서 냄새가 나는 사람은 · 32
12. 견비통에는 · 33
13. 결막염에는 · 34
14. 고열이 날 때에는 · 35
15. 고혈압에는 · 35
16. 곽란(霍亂)에는 · 37
17. 관절통에는 · 37
18. 구안와사(口眼喎斜)에는 · 38
19. 구토가 심할 때에는 · 38
20. 급성신염(急性腎炎)에는 · 38
21. 급성위염에는 · 39
22. 급성장염에는 · 40

23. 급체(急滯)에는 · *41*
24. 기관지염에는 · *42*
25. 기관지 천식에는 · *42*
26. 기력이 약한 이에게는 · *43*
27. 기미·주근깨에는 · *44*
28. 기운이 없을 때에는 · *46*
29. 기침이 나고 가래가 끓을 때에는 · *46*
30. 기침이 날 때에는 · *48*

나 · 다

31. 냉증에는 · *53*
32. 노이로제에는 · *53*
33. 노인의 해수병(咳嗽病)에는 · *54*
34. 뇌졸중에는 · *54*
35. 눈다래끼가 났을 때에는 · *56*
36. 담이 결릴 때에는 · *57*
37. 당뇨병에는 · *57*
38. 대변이 잘 안 나올 때에는 · *59*
39. 대장이 탈이 났을 때에는 · *60*
40. 대하증(帶下症)에는 · *60*
41. 더위를 먹었을 때에는 · *62*
42. 독감에는 · *62*
43. 동맥경화증에는 · *63*
44. 돼지고기를 먹고 체했을 때에는 · *63*
45. 두드러기가 돋았을 때에는 · *63*
46. 두통에는 · *64*
47. 등창에는 · *66*
48. 딸꾹질이 날 때에는 · *67*
49. 땀띠가 났을 때에는 · *67*

라·마

50. 류머티즘으로 고생하는 사람은 · 71
51. 마른버짐에는 · 72
52. 만성위염에는 · 72
53. 만성장염에는 · 73
54. 머리가 세고 빠지는 것을 막으려면 · 75
55. 머리에 비듬이 심할 때에는 · 78
56. 머릿속이 윙윙거릴 때에는 · 78
57. 메스꺼울 때에는 · 78
58. 목이 쉬었을 때에는 · 79
59. 몽설·유정·오줌을 쌀 때에는 · 81
60. 무좀에는 · 82

바

61. 바람머리에는 · 87
62. 반신불수에는 · 87
63. 발기부전에는 · 88
64. 발냄새가 심한 사람은 · 88
65. 밤눈이 어두운 사람은 · 89
66. 방광염에는 · 89
67. 백일해(百日咳)에는 · 90
68. 버짐으로 고생하는 사람은 · 92
69. 변비로 고생하는 사람은 · 93
70. 복수(腹水)가 찼을 때에는 · 95
71. 복통(배가 아플 때)에는 · 96
72. 볼거리(流行性耳下腺炎: 항아리손님)에는 · 97
73. 볼(얼굴)에 생긴 종기(면정: 面疔)에는 · 98
74. 부딪치거나 삐었을 때에는 · 98
75. 부스럼으로 속을 썩이는 사람은 · 100

76. 불면증인 사람은 · *100*
77. 불임인 사람은 · *102*
78. 비듬의 해결책은 · *103*
79. 비만을 막으려면(살이 안 찌게 하는 법) · *103*
80. 빈혈증에는 · *105*

사

81. 사마귀·무사마귀에는 · *109*
82. 생선가시가 목에 걸렸을 때에는 · *109*
83. 생인손을 앓을 때에는 · *110*
84. 설사가 안 멎을 때에는 · *110*
85. 소변이 잘 나오지 않을 때에는 · *112*
86. 소화불량과 식욕부진에는 · *113*
87. 손이 저릴 때에는 · *114*
88. 수족냉증에는 · *114*
89. 숙체(宿滯: 오래된 체증)에는 · *115*
90. 술에 취해 곤드레가 되었을 때에는 · *115*
91. 술이 빨리 깨게 하려면 · *116*
92. 숨이 막히는 듯할 때에는 · *117*
93. 습진에는 · *117*
94. 식은땀이 날 때에는 · *118*
95. 식중독에는 · *119*
96. 신경성위장장해에는 · *120*
97. 신경쇠약에는 · *121*
98. 신경통에는 · *121*
99. 신장결석에는 · *124*
100. 신장염(신염)에는 · *124*
101. 심근경색증에는 · *126*
102. 심장병에는 · *127*
103. 심장병·간염·고혈압에 좋은 것은 · *130*

104. 심장을 튼튼하게 하려면 · *131*
105. 십이지장궤양에는 · *132*

아

106. 야뇨증에는 · *135*
107. 양기부족에는 · *135*
108. 얼굴을 곱게 만들고 싶거든 · *136*
109. 여드름으로 고민인 사람은 · *137*
110. 열이 내리지 않을 때에는 · *138*
111. 옆구리가 결릴 때(늑간신경통)에는 · *138*
112. 오줌이 잦은 이는(노인성빈뇨증) · *139*
113. 옴이 올랐을 때에는 · *139*
114. 월경불순에는 · *140*
115. 월경불통에는 · *141*
116. 월경 이상에는 · *141*
117. 위경련에는 · *142*
118. 위궤양에는 · *143*
119. 위산과다증(胃酸過多症)에는 · *145*
120. 위암에는 · *145*
121. 위약증(胃弱症)에는 · *147*
122. 위에 이상이 생겼을 때에는 · *147*
123. 위통(胃痛)에는 · *149*
124. 위하수(胃下垂)에는 · *149*
125. 위확장증(胃擴張症)에는 · *151*
126. 유뇨증(遺尿症)에는 · *152*
127. 유방암(乳房癌)에는 · *153*
128. 유종(乳腫: 젖몸살)에는 · *153*
129. 음위(陰萎)나 조루증(早漏症)에는 · *155*
130. 이질(痢疾)에는 · *156*
131. 입냄새로 고민하는 사람은 · *157*

132. 입덧에는 · *158*
133. 입술이 텄을 때에는 · *158*

자 • 차

134. 자궁내막염에는 · *161*
135. 저혈압(低血壓)에는 · *162*
136. 전간(癲癇: 지랄병)을 앓는 사람은 · *162*
137. 전신이 쇠약한 데에는 · *163*
138. 정력강화에는 · *165*
139. 젖먹이의 소화불량증에는 · *166*
140. 젖멍울이 생겼을 때에는 · *167*
141. 젖이 안 나올 때에는 · *167*
142. 조울증에는 · *168*
143. 졸도(卒倒)했을 때에는 · *169*
144. 종기가 난 데에는 · *169*
145. 주독을 풀려면 · *170*
146. 중이염(中耳炎)에는 · *171*
147. 중풍 (1) 중풍예방법 · *171*
148. 중풍 (2) 쓰러져서 말을 못할 때에는 · *172*
149. 중풍 (3) 결정적인 노인의 중풍에는 · *173*
150. 천식에는 · *174*
151. 체했을 때에는 · *175*
152. 축농증에는 · *175*
153. 치질에는 · *176*

카 • 타

154. 코막힘에는 · *183*
155. 코피가 날 때에는 · *184*
156. 탈장(脫腸)에는 · *184*

157. 태아가 요동을 칠 때에는 · *185*
158. 토사곽란(吐瀉癨亂)에는 · *185*
159. 토혈(吐血)을 할 때에는 · *186*
160. 통풍(痛風)에는 · *187*

파 · 하

161. 편도선염(扁桃腺炎)에는 · *191*
162. 편두통에는 · *192*
163. 폐렴에는 · *192*
164. 피부가 흰 반점으로 얼룩이 졌을 때 · *192*
165. 하혈을 할 때에는 · *193*
166. 해수천식에는 · *193*
167. 허리를 삐었을 때에는 · *193*
168. 허리와 다리가 아픈 데에는 · *194*
169. 허약체질에는 · *194*
170. 헛구역질이 날 때에는 · *194*
171. 헛배가 부를 때에는 · *195*
172. 혈뇨(血尿)가 나올 때에는 · *195*
173. 혈변(血便)이 나올 때에는 · *195*
174. 혈압이 올라갈 때에는 · *195*
175. 협심증에는 · *196*
176. 홍역(紅疫)에는 · *196*
177. 화상(火傷)에는 · *198*
178. 황달에는 · *199*
179. 흉통(胸痛)에는 · *200*
180. 흰 머리를 검게 하려면 · *200*

부록 : 약용식물 효용일람표 · *201*

프롤로그

민간요법(대체의학)에서의 약용식물 이용법

1. 병을 고치는 데에는 약을 먹든, 무엇을 하든, 식사요법이 뒷받침되어야 합니다.

  민간요법에 쓰이는 식물을 통틀어 약용식물이라고 하는데, 그 식물의 약이 되는 부분에 들어 있는 성분을 변하지 않게 보존할 목적으로 조제한 것이 생약입니다. 이를테면 도라지는 식물이름인데 도라지의 생약이름은 질경이이고, 나무딸기는 식물이름이고 그것을 말려 놓은 복분자가 생약이름입니다.
  흔히 말하는 약용식물은 현대의학에서 사용하는 화학합성약제와는 다른, 자연계의 식물에서 얻은 약이므로 계속 복용해도 부작용이 적어 사용하는 분량에도 엄격한 제약이 거의 없습니다. 즉, 약간 과다한 경우에도 화학합성약제를 사용했을 때와 같은 부작용이 없으므로 미숙한 사람이라도 이용할 수가 있습니다.
  한방에서는 환자의 증상(証: 증)에 따라 생약을 일정한 처방으로 조합합니다. 그러나 민간요법에서는 보통 단방(한 가지 약재만으로)을 씁니다. 조합을 하더라도 2가지거나 많아야 3가지 정도를 쓰는 게 고작이지요.

약이 되는 부분을 본다면, 잎·줄기·꽃·뿌리·뿌리줄기·뿌리껍질·과실·과피(과실껍질)·목질(나무)·덩굴·씨·인(속씨)·싹(눈)·전초(풀 전체) 등을 모두 씁니다. 같은 생약이더라도 한방의 처방으로 쓰면 한약이 되고, 민간요법으로 쓰면 대체의약이 되는 것입니다.

아무리 약초나 생약이 좋다 하더라도 그것에만 의지해서는 안 됩니다. 끼니때마다 먹는 식사의 내용이 나쁘면, 그 효과는 상실되어 버리지요. 식사요법의 기본은 현미자연식입니다. 백미식을 계속하면서 약효를 기대하기는 어렵습니다. 그러므로 민간요법을 하려는 사람은 반드시 현미자연식을 먼저 실시하면서, 적절한 운동·정신적 안정·불량한 환경의 개선도 병행해야 합니다.

2. 생약을 달이는 법은 이렇습니다.

생약을 달이는 그릇으로는 도기(질그릇)로 된 액탕관이 좋습니다. 약을 달이는 불은 숯불이 제일 좋지만, 도시에서 전기나 가스불을 이용할 때에는 약한 불로 서서히 오랜 시간을 두고 달이도록 해야 합니다. 센 불로 짧은 시간에 끓이면 생약의 성분이 충분히 우러나오지 않기 때문입니다.

약을 달일 때 붓는 물의 양은 보통 약 1첩에 대해서 3홉(1사발)이고, 그것이 반이 되도록 달이는 게 상식입니다. 그리고 그것을 하루에 3번씩 마시는데, 대개 식전 30분에서 1시간쯤에 따뜻한 것을 마시는 게 좋습니다. 위장과 관계없는 약은 식간(食間)에 마시는 것으로 되어 있습니다.

한 번에 달여 먹는 생약의 분량은 약초의 종류에 따라 다르나, 건재(乾材)라면 10~20g이 보통이고, 눈대중으로는 대략 한 줌 정도입니다.

3. 생약의 효과는 대략 이렇습니다.

민간요법의 효험은 당장에 나타나지 않을 수도 있습니다. 느긋하고 끈기 있게 계속하면서 기다려야 합니다. 화학합성약제와는 달리 몸의 어느 부분에 강하게 작용하는 것이 아니라, 전신의 상태를 좋게 하여 병증의 원인을 없애어 병을 고치려는 것이므로, 차차 효과가 나타나게 되는 것입니다. 그 대신 계속해도 화학 합성약제와 같은 부작용이 없기 때문에 만성병에는 아주 좋은 치료법이라 할 것이고, 의학에 별로 지식이 없는 사람들도 대략적인 상식으로 활용해도 부작용 없이 치료효과를 거둘 수가 있는 것이 그 장점입니다.

그러나 여기에도 주의할 점은 있습니다.

즉, 전해져 오는 대로 해야지, 자기 마음대로 해서는 안 된다는 것입니다. 명심할 일이지요.

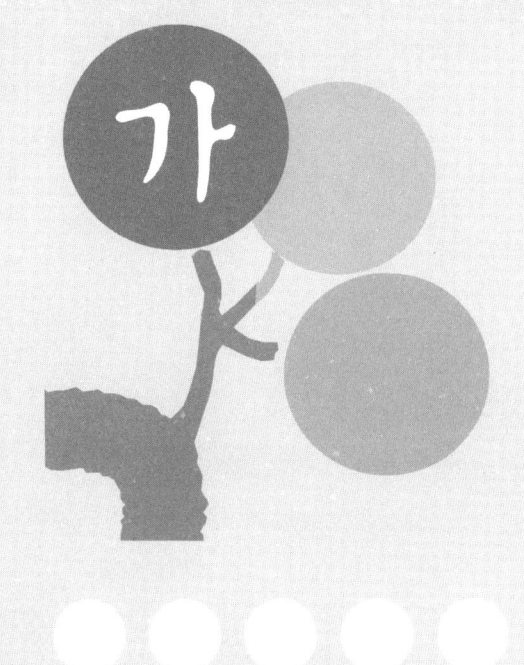

1 ▪ 가슴이 답답하고 기침이 날 때에는

껍질 벗긴 도인(桃仁: 복숭아씨) 120g을 갈아, 물 1되를 붓고 저어 즙을 만든 다음, 그 즙에 멥쌀 2홉을 넣어 죽을 쑤어 먹는다. 나을 때까지 계속한다.

2 ▪ 가슴이 쑤시고 뜨끔뜨끔 아플 때에는

1. 묵은 멥쌀을 태워 재를 만들어 1숟갈 꿀에 타서 마신다.
2. 마늘을 한 움큼 짓찧어 거즈에 펴서 환부에 붙인다.

3 ▪ 간경변증에는

간은 탈이 나도 통증이 없다. 입맛이 없고 위가 더부룩하며, 배가 부르고 설태(舌苔)가 끼는 등 만성 위장병 같은 증세가 나타날 뿐이다. 그러므로 중태에 이르도록 모르고 지내는 경우가 많다. 병이 진행되면 복수가 차거나 부기가 생기며, 배꼽 주위의 피부에 정맥이 불거져 지렁이가 기어가는 것 같으며, 토혈·하혈·구토·설사 등도 일어난다.

술과 자극성이 있는 식품을 금하고, 알칼리성 식품을 취한다. 단백질과 지방은 동물성을 피하고 식물성을 취한다. 비타민 B2가 많은 식품을 취하는데 호박, 검은깨, 검은콩, 청국장, 부추, 시금치, 토마토, 땅콩, 매실, 김, 파래, 다시마, 사과 등을 많이 먹는다.

1. 감초를 진하게 달여 마시면 해독작용이 뛰어나 효험이 있다.
2. 지골피(地骨皮: 구기자 뿌리의 껍질)를 달여 먹으면 간의 열이 내려간다.
3. 결명자 20g에 이질풀 20g을, 3홉 물이 2홉이 되게 달여서 하루에 3번 마신다.
4. 마늘, 호박, 토마토를 평소에 꾸준히 먹으면 비타민 B2가 풍부하여 소화를 돕고, 이뇨작용이 있어서 복수를 막는 데 효과가 있다.
5. 생강물로 오른쪽 갈비뼈 밑을 20분간 찜질하면 좋은 효과를 본다.
6. 간염이나 담염, 그리고 간경화, 복막염, 복수가 찰 때에는, 수박껍질 삶은 물을 차 마시듯 자주 먹으면 좋다.
7. 말린 냉이뿌리 300g과 불에 볶은 정력(葶藶: 두루미 냉이, 한약방에서 판다)씨 300g을 함께 제분하고, 오자대(梧子大)로 밀환(蜜丸)을 해서 아침저녁으로 2개씩 진피(陳皮) 달인 물로 복용하면 3~4일 내에 효과를 본다. 이것은 좋은 이뇨제이다.
8. 지골피를 달여 마시면, 간의 열을 내리게 하는 효과가 있다.
9. 마늘과 토마토와 호박을 계속 먹으면, 복수 차는 것을 막을 수가 있다.

※ 묵은 생강 40g을 갈아서 주머니에 담고 5홉 물에 끓여 재어 둔다. 이것을 타월에 적셔 가볍게 짜서 간 부위에 얹고 갈아

대기를 20분씩 계속하면 효과를 본다.

4. 간경화·복막염 등 난치병에는

간경화(간경변)·복막염·황달 등은 병원에서도 잘 치유되지 않는 병으로, 잘못하면 목숨을 잃는다. 병원에서도 잘 치유가 되지 않을 때 다음과 같이 해보자.

한 근 정도 되는 잉어 1마리를 통째로 솥에 넣고 팥 600g과 물 2되를 부어, 팥과 잉어가 흐물흐물해질 때까지 고아서 머리·뼈·꼬리·내장 등을 제거하고, 물과 살을 2번에 나누어 먹고 마신다.

이것을 3~5일간 계속했는데도 효과가 없으면 그만둔다. 조급해 하지 말고 느긋하게 대처해야 한다.

5. 간장의 질병에는

간장병 환자에는 얼굴색이 붉고 코가 빨간 사람이 많다. 식욕이 왕성하며 살이 찌는 등 외관상으로는 건강해 보인다.

또한 중증이 아니면 통증도 없어 자기 자신은 건강한 것으로 믿고 있다. 그런데 갑자기 죽어 버리므로 급살병이라고도 한다. 이런 일은 고혈압일 때도 있으나 대개는 간장병이다.

간장병은 곧바로 눈에 나타나는데, 눈을 자세히 보면 흰자위가 누렇게 탁해져 있다. 양쪽 눈의 뒤쪽이 가려울 때도 있다. 안색은 검게 변하고 여성은 눈 밑에 둥글게 기미가 생기기도 하고, 볼에 나비꼴의 멍 같은 기미가 생기기도 한다. 또한 이것이 이마에 생기는 수도 있다. 아무튼 미용상으로는 굉장한 손해이므로 아름다워지기 위해서라도 간장은 튼튼해야 한다.

간장병은 식보·술꾼·음식을 급히 먹는 사람들에 많고, 성격도 급한 사람·고집쟁이 등에 많다. 음식은 천천히 잘 씹어서 조금씩 먹는 것이 좋다는 것은 말할 나위도 없다.

간장이 나쁜 사람은 신장·위장도 나쁘기가 일쑤이다. 간장이 이상하다 싶은 사람은 우선 배, 특히 오른쪽 갈비뼈 밑쪽을 생강 달인 물로 끈질기게 찜질을 하는 것이 좋다. 통증이 있을 때는 그런 뒤에 토란 파스터를 붙이고, 그 위에 데운 곤약을 타월 2장에 싸서 얹어, 데워주는 것이 좋다.

배가 불룩 부어오르고 복수가 찼을 때에는 생강물로 찜질을 한 다음, 메밀 파스터를 붙이고, 그 위에 데운 곤약을 타월에 싸서 얹어 따뜻하게 해 준다.

식사는 현미식을 하고 깨소금을 뿌려 잘 씹어서 삼킨다. 음식을 잘 씹어서 적게 먹는 것이 첫째이다. 하루 이틀 절식을 하며 간을 쉬게 하는 것도 매우 중요한 일이다. 아침을 뺀 일일이식주의(一日二食主義)는 간을 위해서는 아주 좋은 일이다. 그리고 변비가 되지 않게 주의한다.

주식은 현미밥으로 하되, 현미에 율무를 섞거나 팥, 수수, 기장, 조 등을 섞은 밥에 깨소금을 듬뿍 쳐서 먹는 것이 제일 좋다.

부식으로는 당근·무·셀러리·파슬리·파 종류·마·쑥·재첩·멸치·콩·토마토·호박 등을 조리해서 먹는다.

부자연스러운 생활을 오랫동안 계속해서 생긴 병을 10일, 20일에 고칠 수 있다고 생각하는 것은 잘못이다. 1년 걸려서 생긴 병이라면 2년은 걸려야 낫는다고 생각해야 한다.

약을 먹을 것이면 결명자가 제일 좋다. 주전자에 물을 80% 정도 넣고 결명자를 3~4숟갈 넣어서 진하게 달여 차 마시듯이 계속하면 된다.

6. 감기로 온 몸이 쑤시고 아플 때에는

동양의학(한방)에서 말하는 실증체질인 사람으로 원래 건강한 사람이라면, 이럴 때 사과즙을 커피 잔으로 한 잔만 마셔도 효과가 나타난다고 한다.

1. 목이 아플 때 : 소금물로 양치질을 하고, 뜨거운 콩나물국을 먹는다. 또 된장국에 무와 유부, 양파를 썰어 넣고 진하게 달여 먹어도 좋다.

    그래도 목이 아플 때에는 토란을 강판에 갈고 생강을 조금 갈아 넣은 뒤 밀가루로 반죽을 하여 아픈 목에 붙이면 좋다.

2. 목이 부었을 때 : 감자 파스터를 거즈에 싸서 목에 감아 몇 시간 그대로 두면 부기가 잘 빠진다.

3. 목이 쉬었을 때 : 연근즙을 내어 찻잔으로 하나에 흑설탕을 타서 마시면 좋다. 또한 호박씨 1홉에 금귤 2~3개와 흑설탕을 조금 넣고, 2홉 물이 1홉이 되게 달여 잠자리에 들기 전에 마시고 자면 대개는 낫는다.

4. 기침이 나서 고통스러울 때 :
   1) 질경이와 소엽(蘇葉: 차조기의 잎)과 금귤(金橘)을 진하게 달여 마시면 효과를 본다.
   2) 금귤은 흑설탕을 넣고 통째로 삶아 으깨어 놓으면, 몇 년을 두어도 상하지 않는다. 필요할 때 뜨거운 물을 부어 마시면 감기가 낫는다.
   3) 유리병에 무를 깍둑썰기로 하여 8부쯤 넣고 꿀로 채워 만 하루를 두면, 무즙이 나와서 꿀이 녹아 무가 떠오른다. 기침이 날 때 적당히 떠 마시면 듣는다. 또한 매실절임을 짓찧어 거즈에 펴서 기관지에 붙여 두어도 좋다.
   4) 가래가 달라붙어서 곤란할 때에는 지골피(3~7g)를 5홉 물이 3홉이 되게 약한 불로 달여, 하루에 3번 복용하면 듣는다.
   5) 오미자를 꿀에 하루 동안 담가 두었다가 그 물을 수시로 조금씩 마셔도 좋다.
5. 두통 : 생강즙에 생 참기름을 한 방울 떨어뜨려 머리에 문질러 보시라. 사과나무를 강판에 갈아 헝겊에 싸서 이마에 얹어 놓아도 효과가 있다. 그 밖에 갈근탕 1컵에 두부 삶은 물 1컵을 타서 달여 마시고 땀을 내면 곧 낫는다.
6. 열이 높을 때
   1) 범의귀(바위취)의 녹즙을 큰 숟갈로 1~2숟갈 먹으면 좋다.
   2) 무청, 쑥갓 따위 채소를 머리 앞뒤에 많이 대고 1시간마다 갈아 준다.

7. 목이 아파 삼키기 어려울 때 : 갈분탕(葛粉湯)에 흑설탕을 타서 마시면 좋다.
8. 코가 막힐 때 : 대파의 흰 부분을 썰어 콧방울 옆, 코뿌리에 붙여 둔다. 물구나무서기를 하는 것도 효과가 있다.
9. 급성인 기관지염 : 열과 기침·두통이 따르고 입맛도 떨어진다. 열을 내리게 하는 데에는 표고버섯과 연근을 넣은 현미 수프가 좋다. 곰취 녹즙을 마시는 것도 좋고, 가슴에 두부 파스터를 붙이는 것도 좋다.

   가슴이 아플 때에는 겨자찜질을 한번 한 뒤에 토란 파스터를 붙여 두면 된다.
10. 독감 : 우엉(짓찧어 짜서)즙을 내어 공복에 1~2컵씩 마셔 보시라. 또한 메밀을 볶아서 파뿌리와 함께 달여 마셔도 좋다.
11. 오한이 들고 몸살이 났을 때

    1) 쪽파(뿌리째) 7개를 껍질을 벗겨서 잘 씻고 생강 1뿌리를 잘게 썰어 넣어 삶아서, 그 물을 마시고 땀을 내면 좋다. 그래도 낫지 않으면 3~5차례 반복한다. 이때에는 땀을 내지 않아도 된다.

    2) 고추기름 1숟가락, 대파의 흰 부분 7cm, 생강 작은 것 한 뿌리를 찧은 것을 함께 끓여 마시고 땀을 내면 신통하게 낫는다.

    3) 진피(귤껍질 말린 것) 12g에 생강 중치 1뿌리를 썰어 넣어 삶은 물 1사발을 마시고 땀을 내면 감기·몸살이 신기하게 낫는다.

4) 껍질 벗긴 행인(살구씨) 20g을 짓찧어 넣고 달여 흑설탕이나 꿀을 타서 매 식후에 한 숟가락씩 마셔도 낫는다.

5) 대파의 흰 부분 10cm에 생강 작은 것 1뿌리를 찧어 넣고, 물 한 사발을 부어 반이 되게 끓인 것에 고추기름 한 숟가락을 타서 뜨거울 때 마시고 땀을 내면 낫는다.

6) 양파 1근에 쇠고기 반근으로 국을 끓여, 끼니때마다 먹으면 2~3일 안에 효험을 본다.

7) 연근을 강판에 갈아서 소주잔으로 2개분을 컵에 담고 금귤 2개를 썰어서 여기에 넣은 뒤, 청주와 설탕을 조금 넣고 끓인 물을 부어 뚜껑을 닫아 5분이 지나거든 훌훌 불어 마시고 자면 낫는다.

8) 오징어를 잘게 찢고 대파를 잘게 썰어서 밥공기에 담고 끓인 물을 부어 마시고 곧 잔다.

9) 잘게 썬 대파 한 숟가락을 된장에 반죽해서 프라이팬에 구워, 끓인 물을 부어 마시고 잔다.

10) 현미 한 홉에 진피 4g을 물 4홉에 달여 3홉이 되거든 적당히 마시고 잔다.

11) 볶은 검은콩 한 줌에 호두 5개와 흑설탕을 조금 넣어서 5홉 물이 2/3가 되도록 달여서 차처럼 마신다.

12) 묵은 무씨를 볶아서 가루를 낸 다음, 작은 찻숟갈로 3개씩 하루에 몇 번씩 끓인 물에 타 마시면, 감기 기침에 좋다.

13) 성교 후에 걸린 감기는 메밀 1홉과 생강 1뿌리를 탁주 1공기에 넣어 달여서 마시고 땀을 내면 된다.

14) 유행성감기에는 대파의 흰 줄기 7~8개를 잘게 썰고 콩자반 한 움큼을 넣어 달여 마시고 땀을 내면 낫는다.

7. 갑상선이 부은 데에는

김을 약한 불에 여러 장 구워서 보드랍게 부수어, 끓인 물에 타서 하루에 5잔씩 훌훌 불어가며 마시면 갑상선 부은 것이 사그라진다고 한다.

8. 갑자기 가슴이 아플 때에는

1. 껍질 벗긴 도인(복숭아씨) 7개를 짓찧어 따뜻한 물로 마신다.
2. 그것이 안 듣거든, 이번에는 껍질 벗긴 도인 7개를 짓찧어 물에 넣고 삶아, 그 물을 마신다.
3. 그래도 안 듣거든 이번에는 껍질 벗긴 도인 40g을 짓찧어서 쌀에 넣고 묽게 죽을 쑤어 먹는다.

9. 객혈(喀血)을 할 때에는

기관지나 허파에서 피가 솟구쳐 나오는 것을 객혈이라고 한다. 기침을 하면 가래에 피가 묻어 나오기도 하고, 심하면 핏덩이가 튀어 나오기도 한다. 대부분 사람들은 객혈을 하면 몹시 놀라지만 그렇게 걱정할 것은 없다.

1. 진한 소금물을 먹이고 조용히 누워 있게 한 다음, 가슴에 두부 파스터를 2cm두께로 붙인 후, 2시간 간격으로 갈아 준다.
2. 4~5개의 연근 마디를 즙을 짜서 매실초 한 방울을 떨어뜨려 마시게 하면 피가 멎는다고 한다.
3. 응달에 말린 연잎을 한 줌 달여 마시면, 지혈이 된다.
   ※ 평소에 연잎을 음건해 두면 위급할 때 요긴하게 쓸 수 있다.
4. 연근을 껍질째로 강판에 갈아 끓인 물을 부으면 미음처럼 되는데, 여기에 소금이나 간장을 조금 쳐서 먹으면 지혈이 된다.
   ※ 이것은 구급요법이므로 알아 두면 요긴하게 쓰인다.

10 · 검은 얼굴을 희게 하고 싶은 사람은

번거롭지만 이렇게 하면 낫는다.

달걀 3개를 소주에 담가 7일간 밀봉해 두었다가 꺼내어 으깨어 저어서 매일 밤 잠자리에 들기 전에 얼굴에 바르고 잔 뒤, 아침에 깨끗이 씻으면 얼굴이 희어진다.

11 · 겨드랑이에서 냄새가 나는 사람은

1. 피부과 전문의에게 가서 절제수술을 한다.
2. 위의 방법이 싫은 사람은 2% 살리실산 알코올이나 크롬산

수(酸水)를 바른다.
3. 겨드랑이를 깨끗이 씻은 다음, 화장크림에 생강즙을 섞어 묽게 개어서 바른다.
4. 호두 속껍질을 벗기고 짓찧어서 문질러 바른다.
5. 매실초에 구리부스러기를 조금 담가 두었다가, 그 액을 탈지면에 묻혀 겨드랑이에 바른다.
6. 붓순나무 가지나 껍질을 말려 한 줌 달여서, 그 물에 타월을 적셔 겨드랑이 밑에 끼워, 한참 찜질을 한다. 날마다 10분쯤 꾸준히 계속하면 한 달쯤이면 효과를 본다.

12. 견비통에는

어깨의 근육이 딱딱하며 결릴 때, 만져 보면 어깨 전체가 판자처럼 굳어 있다. 이것은 심신의 과로·스트레스 때문에 생기는 증상과 동맥경화증·고혈압·폐결핵·늑막염·류머티즘·부인병 등이 원인인 경우도 있으나, 노령으로 오는 수도 적지 않다. 어쨌든 혈액순환이 나빠서 어깨에 울혈이 생기고 노폐물질과 독소가 괴어서 생기는 것임에는 틀림이 없다.
1. 먼저 어깨와 온몸을 마사지한다.
2. 더운 물에 목욕을 하여 혈액순환을 좋게 한다.
3. 어깨를 움직이는 운동을 계속한다.
4. 파스를 붙인다. 그 밖에 민간요법으로는 다음과 같은 방법이 있다.
   1) 생강을 갈아서 그 4배의 밀가루를 붓고 반죽하여, 한지에

펴 환부에 붙여 둔다.
2) 토란을 갈고 여기에 생강즙을 조금 타서 밀가루로 찐득하게 반죽하여 한지에 펴서 환부에 붙여 둔다.
3) 무즙을 헝겊에 싸서 흐르지 않게 환부에 잘 붙여 둔다.
4) 수선화의 뿌리를 갈아서 밀가루 반죽을 하여 환부에 붙여 둔다.
5) 매실절임(우메보시)의 씨를 잘 으깨고, 밀가루로 반죽을 하여 한지에 펴서 환부에 붙여 둔다.
6) 솔잎(흑송: 우리나라 산에 흔한 솔) 한 줌을 달여(하루 분량) 날마다 마신다.

13. 결막염에는

결막염에도 여러 가지 종류가 있다. 공통적인 증상으로는 처음에 눈의 결막에 핏발이 서고, 자고 난 뒤에 눈곱이 눈가에 끼는 정도이지만, 차차 심해지면, 고름 같은 눈곱이 계속 끼고, 흰자위가 탁해지고 충혈이 심해져서, 빨간 핏발이 현저해진다. 그리고 눈이 매우 피로해진다. 만성인 경우는 증상이 가벼운 대신 결막의 충혈이 좀처럼 사라지지 않는 폐단이 있고, 세균 등에 의한 급성은 증상이 심하고 충혈도 심하며 눈곱이 많이 낀다.

치료법에는 다음과 같은 것이 있다.
1. 1% 식염수(묽은 소금물)로 씻는다.
2. 2% 붕산수(붕산은 약국에서 판다.)로 매일 4~5회 찜질을 한다.

3. 진한 엽차 한 컵에 소금을 반 숟갈 넣어 완전히 녹인 다음, 이 물로 눈을 자주 씻는다.
4. 황벽나무 껍질을 5~8g, 200cc의 물에 달여서 헝겊으로 걸러서 그 물로 눈을 씻는다.
5. 대파의 흰 부분을 씻어 잘게 썰어서 달인 물을, 눈에 몇 방울 떨어뜨린다.
6. 풍과 열로 눈에 핏발이 섰을 때에는, 차전자와 천궁을 각각 40g씩 빻아 가루를 내어, 한 번에 4g씩 탁주에 타서 조석으로 마신다.

14. 고열이 날 때에는

원인 모르게 신열이 몹시 날 때 : 연근즙(연근을 갈아서 짜낸 즙) 1공기에다 꿀을 1홉 타서 마시면 열이 내린다.

15. 고혈압에는

처음에는 자각증상이 적으므로 알아채지 못하지만 (병이)진행되면 두통·숨이 차고·어지러움·가슴 두근거림 등이 생긴다. 혈압은 150~250이 된다.

과로를 피하고 술·담배를 줄이고, 과음·과식을 금한다. 자극성이 있는 것을 피하고, 짜고·맵고·찬 것을 먹지 않는다. 특히 변비가 되지 않게 주의하고, 동맥경화를 예방하기 위해서 식사요법에 주의한다.

1. 죽순을 삶아서 그 물을 차 마시듯이 마시면 좋다. 혈압이 내려간다.
2. 식후에 죽력(竹瀝)을 한 숟가락씩 마신다. (죽력은 한약방에서 구할 수 있다.)
※ 죽력 : 생죽을 1자씩 자르고 마디에 구멍을 내어 난로에 세워 구우면 밑으로 즙이 흘러 나온다. 이것을 그릇에 받아 병에 담아 두고 쓴다. 참고로 병원에서 쓰는 혈압강하제는 대부분이 이뇨제이다.
3. 김을 은근한 불에 구워, 잘게 부스러뜨려 끓인 물에 타서, 매일 5잔씩만 마시면 혈관이 깨끗이 청소되어 동맥경화와 고혈압을 완화시켜 준다.
4. 마른 냉이를 하루에 20g씩 달여 마시기를 계속하면, 고혈압이 낫는다.
5.) 집에서 앉힌 식초 50g을 물에 타서 하루에 3번으로 나누어 마시면 혈압이 내려간다.
6. 매실초를 50g 물에 타서 하루에 3번으로 나누어 마셔도 효과가 있다.
7. 매실액기스 5g을 물에 타서 하루에 3번으로 나누어 마셔도 효과를 본다.
8. 여름 귤을 하루에 1개씩 먹는다.
9. 다시마(20g)와 검은콩(20개)을 물 4홉에 달여 반이 되거든 하루에 3번으로 나누어 마신다.
10. 뽕나무의 잔가지나 뽕잎을 한 줌, 3홉 물이 2홉이 되게 달여서 하루에 3분복하면, 혈압이 내려간다.

11. 구기자 잎을 가을에 따서 말려 두었다가 차처럼 달여 마신다.
12. 컴프리즙을 매 식전 30분에 180cc씩 마신다.
13. 솔잎즙을 소주잔으로 하나씩 공복에 마신다.
14. 감잎차를 장복해 본다.

16 ▪ 곽란(癨亂)에는

1. 멥쌀 2홉을 빻아 물 2컵을 부어 즙을 만들고, 죽역(竹瀝) 1홉을 타서 한꺼번에 마신다.
2. 마늘과 소금을 각각 40g씩 한 데 섞어 짓찧어 배꼽 위에 펴고 그 위에 뜸을 7장 뜨면 된다.
3. 마늘을 한 움큼 달여서 그 물을 마시면 낫는다.
4. 곽란으로 사지가 뒤틀릴 때에는 마늘을 짓찧어 발바닥에 붙인다. 몇 차례 반복한다.
5. 생강에 소금을 넣어 달여 1컵 마신다.

17 ▪ 관절통에는

무릎, 허리 등 관절이 아플 때
1. 고비 잎을 달인 물로 찜질을 하면 통증이 완화된다.
2. 생강을 짓찧어 아교에 개서 뜨겁게 하여 붙이면 진통이 된다.

18. 구안와사(口眼喎斜)에는

1. 중풍으로 입과 눈알이 돌아가는 증세가 나타났을 때에는 아주까리(피마자)씨를 짓찧어 돌아간 반대쪽에 붙이면 바로 돌아선다고 한다.
2. 늙은 수탉의 볏을 잘라 나는 피(鷄冠血)를 돌아간 반대쪽 볼에 바르면 낫는다고 한다.

19. 구토가 심할 때에는

1. 메스껍고 구토가 심할 때에는 녹두가루를 달걀흰자에 개어서, 발바닥에 붙이면 신기하게 낫는다고 한다.
2. 겨자가루를 꿀로 환을 지어 공복에 조금씩 먹는다.
3. 백겨자가루를 8g씩 탁주에 타서 조금씩 마신다.
4. 부추 생즙 1 공기에 생강즙을 조금 타서 마시면 특효가 있다고 한다.
5. 쑥즙에 생강즙을 타서 마시거나 쑥잎을 짓찧어 생강즙으로 삼킨다.

20. 급성신염(急性腎炎)에는

미열이 나고 입맛이 없으며, 입이 마르고 허리가 아프며, 전신에 권태감이 일어난다. 안면이나 눈꺼풀이 부석부석하고 오줌이 잘 안 나오거나, 오줌에 피가 섞여 나오는 때도 있다. 혈압을 재어 보면 대개 약간 올라가 있다. 이와 같은 부종과 오줌의 이상, 혈압상승이 신염의 3대 특징이라고 한다. 이것은 세균의 감염에 의해서 신장의 사구체에 급성염증이 일어난 때문이다.

무엇보다도 안정이 첫째이다. 특히 발병 후 1주일 동안은 절대 안정이 필요하다. 병원에 가는 것이 제일 좋으나, 민간요법으로는 다음과 같은 것이 있다.

1. 무즙을 타월에 적셔 조석으로 온 몸을 닦으면, 부종이 사그라진다고 한다.
2. 갈대뿌리를 날로 15~20g, 2홉 물에 반이 되게 달여, 1~2번 마셔도 효과가 나타난다고 한다.

21 ▪ 급성위염에는

위가 있는 부위가 슬슬 아프다가 메스꺼우며, 때때로 두통·미열·오한이 들고 설사가 나며, 입맛이 떨어지고 위 부위가 부르며 압박감을 느낀다면, 이것은 급성위염이다. 대개는 과음·과식·과로·정신적 불안에서 일어난다.

1. 우선 토해 내어 위 속을 비운다.
2. 2~3일간 물만 먹고 지낸다.
3. 단식 후에는 미음·묽은 죽·죽·보통식의 순으로 보식을 하고, 한꺼번에 많이 먹어서는 안 된다.

※ 만일 단식을 할 수 없으면, 2~3일 밥을 먹지 말고 미음이나 야채수프 같은 유동식으로 지내다가 식욕이 생기거든 평상식으로 돌아간다.

집에서 할 수 있는 방법으로는

1. 무즙을 식후에 대략 50cc씩 조석으로 2번 마시면 된다. 사과즙을 섞으면 마시기 쉽다.
2. 이질풀 한 줌(약10g)을 400cc 물에 반이 되도록 달여서, 하루에도 몇 번씩 차 마시듯이 마신다.

※ 급성위염의 증상은 급성열병이나 맹장염 초기의 증상과 비슷하므로 서둘러 설사약을 먹는 따위는 좋지 않고, 맹장염일 때는 오른쪽 아랫배가 점점 아파오는 것이 특징이다.

3. 엿기름을 볶아서 가루를 만들어 두고 한 번에 숟갈로 수북이 하나씩, 식후에 하루 3번씩 뜨거운 물로 마셔 본다.
4. 날마다 식전에 냉수 1컵에 천일염을 작은 찻숟가락으로 하나씩 타서 마시거나, 마늘 1통을 까서 갈아 대접에 담아 놓고, 된장 5~6숟갈과 흑설탕 1숟갈을 섞어 저어 잘 으깨어 두고 식사 때마다 1숟갈씩 반찬으로 먹는다.
5. 식사 때마다 매실절임을 1개씩 계속 먹는다.

※ 위에 든 재료들은 모두 건위·고장(固腸)의 효과가 있어 변비까지 낫게 해 준다.

6. 결명자를 1되쯤 볶아 두고, 한 번에 한 줌씩, 5홉 물이 3홉이 되게 달여, 하루에 3번, 공복에 1컵씩 마신다.

22 ▪ 급성장염에는

아랫배가 뜨끔뜨끔 아프고 심한 설사가 날 때, 게다가 전신이 노근하고 특히 허리가 무거우며, 힘이 빠지는 느낌인 데다가 메스껍기도 하고 입맛이 떨어지고, 때로는 열도 나며, 대변은 무르다가 물똥이 되며, 그 속에 찐득찐득한 점액이나 피가 섞일 때도 있다.

1. 응급처치법 : 장 내에 있는 유해물질을 속히 배출시켜야 된다. 그러기 위해서 피마자유를 15~30ml 마시고, 2~3일 굶는다.
2. 설사약을 먹어서는 안 된다. 이럴 때는 단식하는 것이 좋다. 단식 후에는 유동식(流動食)에서 연식(軟食)으로, 그리고 점차 보통식(普通食)으로 돌아가게 한다.
3. 치료법
   1) 사과를 껍질째로 강판에 갈아서 먹거나 즙을 내어 마신다.
   2) 매실액기스를 작은 찻숟갈로 하나씩 뜨거운 물에 타서 마신다.
   3) 결명자 1줌을 4홉 물에 달여 3홉이 되면, 하루에 3~4회로 나누어 마신다.
   4) 피가 섞여 나올 때는 곶감을 태워서 가루로 만들어 4g을 하루 동안에 나누어 마신다.
   5) 소엽(차조기 잎)을 진하게 달여서 차 마시듯이 해도 좋다.

23 ▪ 급체(急滯)에는

급히 체해서 가슴이 답답하고, 어찌해야 할지 모를 때가 있다. 이럴 때에는 녹두가루와 흑설탕을 한 숟가락씩 물에 타서 마시면 쑥 내려간다.

24. 기관지염에는

감기가 오래되면 기관지염으로 발전한다. 두통이 심하고 열이 나며, 기침이 멎질 않고 가래가 성한다. 기관지가 아프고 가슴이 뜨끔거리기도 한다. 감기가 낫지 않으면 기관지염이 될까 봐 두려워하는 것이 보통 상식이다.

1. 초기에는 한 번만 겨자찜질을 하고 다음부터는 두부파스타를 한 뒤, 열이 내리거든 토란파스타로 바꾼다.(모두 가슴에 한다.)
2. 송진가루(약국에서 판다)를 식전 식후로 작은 찻순가락으로 하나씩 하루 2번(조석으로) 먹는다.
3. 연근을 갈아서 끓인 물에 타 마셔도 듣는다고 한다.
4. 길경(도라지 말린 것) 5g을 2홉 물에 반이 되게 달여서 하루에 3분복한다.
5. 무를 썰어서 물엿에 담가 두었다가 그 물엿을 끓인 물에 타서 마신다.

   무즙에 물엿을 조금 부어 두었다가 마셔도 같은 효과를 얻을 수 있다고 한다.

25. 기관지 천식에는

일반적으로 천식이라 하면 기관지천식을 말한다. 갑자기 심한 발작성 호흡곤란이 일어난다. 가슴이 답답해지고 숨을 들이쉬면 히이 히이, 내쉴 때면 시익 시익하는 소리가 난다. 열은 없으나 맥박이 빨라진다. 기관지에서 끈적끈적한 가래가 나오기 시작하면 견디기가 쉬워진다. 가래가 다 나오고 나면 발작이 끝난다.

1. 껍질을 벗긴 도인(복숭아씨)과 행인(살구씨) 1되씩을 노랗게 볶아 가루를 내고, 여기에 보릿가루 1되를 섞어 녹두대로 환을 지어 매 식후에 20알씩 꿀을 푼 생강차로 복용하면 낫는다고 한다.
2. 머위 잎이나 줄기를 평소에 반찬으로 먹고 있으면 천식이 낫는다고 한다.
3. 큰 배(梨)를 3:7로 잘라 7쪽의 속을 후벼 내고, 거기에 꿀이나 흑설탕을 채우고 3쪽으로 뚜껑을 한 다음, 이쑤시개로 고정시켜 불에 얹거나 렌지에 넣어 구운 뒤에, 숟가락으로 떠먹고 자면 된다. 처음에는 1주일에 1번, 이것을 3개월쯤 계속한 뒤에는 한 달에 한 번 꼴로 해 먹는다.
4. 송진도 듣는다.(기관지염 2번 참조)
5. 마늘을 구워서 5~6쪽 먹는다.
6. 질경이(잎)를 달여서 차 마시듯이 한다.

26 ・ 기력이 약한 이에게는

기력이 쇠진한 이에게 좋은 가미인삼죽(加味人蔘粥)

나이 많은 사람이 기력이 쇠해서 오줌이 잦으며, 밤에도 자주 잠이 깬다든지, 할머니들의 적백대하나 소변백탁 등에는 가미인삼죽이 탁월한 효험이 있다고 한다.

그 밖에 비방(秘方) 한 가지 소개하니 필요한 경우에 한번 시험해 보시라.

1. 가미인삼죽 : 찹쌀 반 공기에 인삼과 황기를 각각 8g씩, 그리고 감인 20g을 넣어 죽을 쒀서 황기는 건져 버리고, 조석으로 이 죽을 장복하면 이런 증세가 없어지고 기운을 차리게 된다고 한다.

2. 가미지황탕 : 숙지황 15g, 산수유 12g, 감인 15g, 산약 8g, 토사자(찐 것) 8g, 복분자 8g, 익지인 8g을 2사발 물이 반이 되게 달여 식전에 한번 마시고, 재탕하여 자기 전에 한번 더 마시면 되는데, 중증인 사람은 2첩으로 아침, 점심 전에 1첩씩 달여 마시고 재탕하여 자기 전에 마시면 된다. 단, 이 처방은 소화불량증이 있는 사람은 먹어서는 안 된다고 한다.

27 ● 기미·주근깨에는

살갗에 여린 갈색의 거무스름한 색소가 침착하여 큰 얼룩이 생기는 것을 기미가 낀다고 하고, 자잘한 검은 점이 수없이 흩어져 나는 것을 주근깨가 생겼다고 한다. 둘 다 주로 얼굴에 생기며 특히 눈·입·볼·턱·목 주위에 많이 생긴다. 햇볕을 바로 쬐는 것은 해롭다. 임신·월경불순·부인병·부신피질장해·간장장애 등과도 관계가 깊다.

그것을 막기 위해서는

1. 얼굴을 깨끗이 씻는다.

2. 지방질 식품·자극성식품·당분이 많은 과자 등을 가능한 한 먹지 않는다.
3. 변비가 되지 않게 조심한다.
4. 불안·초조·흥분을 피한다.
5. 잠을 충분히 잔다.

치료법으로는 다음과 같은 방법이 있다.
1. 율무쌀 40g을 매우 달여 묽은 죽이나 미음같이 해서 2주일쯤 계속 먹으면 낫는다.
2. 오이를 썰어서 매일 아침, 끈기 있게 문지르면 깨끗해진다.
3. 순무를 즙을 내어 꾸준히 바르면 없어진다.
4. 동아(동과: 冬瓜) 껍질을 벗겨 다져서 씨와 같이 냄비에 담고, 청주와 물을 반반으로 동아가 잠길 만큼 부어서 부글부글 끓여, 동아가 익거든 일단 불에서 내려, 헝겊으로 짜서 그 즙을 약한 불로 반이 되도록 끓인다. 이 액즙 200cc에 대하여 안식향산소오다(약국에서 판다) 20g의 비율로 넣어 상하지 않게 보관하면서 매일 밤 자기 전에 세수한 뒤, 이 액즙을 얼굴에 문질러 바른다. 꾸준히 계속하면 기미·주근깨가 다 없어진다.
5. 복숭아꽃과 동아씨 말린 것을, 같은 양을 섞어 빻아서 가루로 만든다. 이것을 채로 쳐서 꿀로 갠 다음 자기 전 세수한 뒤에 문질러 바르고, 그 위를 분첩으로 두들겨 뒀다가 아침에 씻어 내면, 기미·주근깨가 없어질 뿐만 아니라, 살결까지 고와진다.

6. 생가지(生茄子)를 잘라 끈기 있게 얼굴에 문지른다.
7. 달걀흰자에 나팔꽃씨를 빻아 가루를 내어 2g쯤 넣고 저어서 자기 전에 바르고 일어나서 씻어낸다.

28 ▪ 기운이 없을 때에는

1. 당근 1개와 사과 1개를 껍질째로 갈아서 즙을 내고, 꿀을 조금 타서 매일 아침에 1잔(컵)씩 마시면 기운이 나고 몸이 더워진다.
2. 생강즙 150g에 꿀 400g, 인삼가루 160g을 섞어 진하게 달여 마셔 보시라.

29 ▪ 기침이 나고 가래가 끓을 때에는

기침이 나고 가래가 끓으며 목이 아플 때에는, 그 원인에 따라 대처하는 방법도 여러 가지이지만, 전문가의 진찰을 받아 보기 이전에는 그 원인을 알 수도 없거니와 그 치료방법을 알기란 불가능하다. 이럴 때 손쉬운 방법이 민간요법이다. 민간요법이란 낫지 않아도 탈은 없고 들어맞을 때에는 신기한 효험을 본다. 수천 년 전부터 전해 내려오는 우리 조상들의 지혜인 것이다.

1. 행인(杏仁: 살구씨) 2홉을 온수에 담가 껍질을 벗긴 다음 짓찧어, 물 3되에 풀어서 자루에 넣어 거른다. 여기에 다시 물 1되를 부어 걸러 짠 뒤에 막지는 버리고, 살구씨물은 냄비나 탕관에다 흑설탕을 넣어 미음처럼 끓여서 병에 담아

밀봉을 해 두고, 매 식후에 한 숟가락씩 끓인 물에 타서 마시면 그만이다. 이것은 맛과 향이 좋아 건강차로도 아주 좋다.

2. 머루 말린 것 30g에 오미자 10g을 함께 달여 꿀을 타서 식간에 찻잔으로 한 잔씩 마신다.

3. 무를 깍둑썰기를 하여 병에 2/3쯤 담고 꿀을 채워, 하룻밤 지낸 뒤면 무가 모두 떠오른다. 이 물을 따라 두고 수시로 마신다.

4. 벽오동열매를 볶아 빻아 두고, 기침이 심할 때 한 숟가락씩 뜨거운 물로 마신다.

5. 생강즙에 강엿을 넣고 끓인 물을 부어 녹여서 한 컵씩 마신다.

6. 무즙에 강엿을 넣고 끓인 물을 부어 잘 녹여서 한 컵씩 마신다.

7. 선인장을 갈아서 즙을 내어 한 숟가락씩 먹는다.

8. 수세미나 오이를 갈아서 즙을 내어 찻잔으로 한 잔씩 식간에 마신다.

9. 메밀가루 160g, 차말(茶抹: 찻가루) 8g, 생강즙 80g을 물 1사발에 타서 마신다. 여러 번 마시는 동안이면 낫는다.

10. 꽈리뿌리를 한 줌 달여서 한 공기씩 마셔 보시라.

11. 유자의 껍질과 씨를 버리고 알만 병에 넣은 뒤, 소주나 청주를 부어 뒀다가 24시간 후에 꿀을 적당히 타서 수시로 마신다.

12. 귤껍질에 감초를 조금 넣고 볶아서 가루를 만들어, 끓인

물로 조금씩(찻숟가락으로 하나 정도) 마신다.

30 ▪ 기침이 날 때에는

1. 마른기침에는 무씨 1홉을 물에 1:2의 비율로 넣고 달여서 그 물을 수시로 마신다.
2. 기침이 심할 때에는 무씨와 행인(살구씨의 껍질을 벗긴 속씨)을 적당량 볶아서 가루로 빻아 한 번에 4g씩 온수에 타 마신다.
3. 가래가 나오는 기침에는 무씨 300g을 말린 다음, 누렇게 볶아 빻아 두고 수시로 4g씩 온수에 타 마시면 낫는다.
4. 기침이 그치지 않을 때에는 가지꼭지를 말려 두고 4~5개씩 물에 달여 수시로 마시면 낫는다고 한다.
5. 그래도 기침이 낫지 않을 때에는, 마른 소엽(차조기잎) 12g에 설탕을 조금 넣고 진하게 달여서 마시기를 몇 차례 거듭하면 낫는다.
6. 심한 기침에는 길경(말린 도라지), 건강(말린 생강), 율무쌀을 빻은 가루를 각각 4g씩 뜨거운 물로 마시면 낫는다.
7. 어린아이의 기침에는 길경을 달여 한 숟갈씩 떠먹이면 곧 낫는다고 한다.
8. 아무리 약을 써도 낫지 않는 기침에는 차전초(질경이)·앵속각(양귀비의 열매껍질) 각각 12g을 물 3홉에 넣어 달여 하루 4~5회 수시로 마신다.
9. 감기로 약한 기침을 할 때에는 오미자 1홉을 하루 동안 물

에 담가 두었다가 그 물을 조금씩 마시면 낫는다.
10. 가래가 많은 기침에는, 새벽마다 순두부를 조금씩 먹으면 낫는다고 한다.

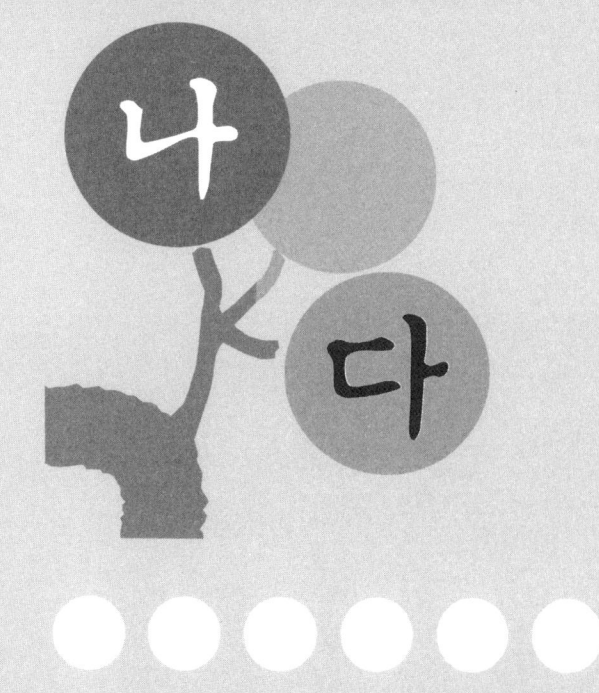

31. 냉증에는

손발·허리·아랫도리·아랫배가 차가운 사람.

이런 증세는 몸의 일부의 혈액순환이 좋지 않아서 생긴다. 춥거나 빈혈·영양장해로 혈관의 확장과 수축을 조절하는 작용에 지장이 생겨서, 신체 표면의 혈액순환이 나빠지면, 이런 데가 차가워지면서 냉기를 느끼게 된다.

1. 이럴 때에는 마늘을 까서 적당히 썰어 됫병에 넣고 마늘이 잠길 만큼 소주를 부어 밀봉을 해서 햇볕이 쬐지 않는 응달에 2달쯤 두면, 여린 고동색 액체가 된다. 이것을 캡슐에 담아 하루에 2~3개씩 먹으면 이런 증세가 낫는다.
2. 마늘을 까서 검은 설탕을 넣고 달게 볶은 것을, 하루에 한 쪽씩 먹으면 손발의 냉증이 낫는다.
3. 애엽(말린 쑥) 한줌을 3홉 물이 반이 되게 달여서 하루에 3분복하면 효과를 볼 수가 있다.
4. 애엽 한줌을 1되의 물에 달여 목욕탕 물에 섞어 몸을 담그면, 온몸이 따뜻해져서 냉증이 낫는다.

32. 노이로제에는

한마디로 노이로제라고 하지만, 사람에 따라 여러 가지 증상을 나타낸다. 일반적으로는 쓸데없이 근심·걱정이 생기고 정신이 집중되지 않으며, 기분이 안정되지 않아 일이 손에 잡히지 않는다. 책을 봐도 머리에 들어가지 않으며, 의심이 많아진다. 사는 재미가 없어지고, 왜 사는지 자꾸만 생각하게 된다. 머리가 무겁고 아프며, 현기증·불면증·위장장애·가슴이 두근거리는 등 고통이 말이 아니다.

이럴 때에는
1. 원인이 되어 있는 불안을 없앤다.
2. 기분전환을 도모한다.
3. 술·담배를 금한다.
4. 잠을 많이 잔다.
5. 칼슘을 많이 섭취한다.
6. 반드시 낫는다는 자신을 갖는다.
7. 결명자를 살짝 볶아서 진하게 달여 차 마시듯이 자주 마신다.

33 · 노인의 해수병(咳嗽病)에는

늙은이의 해수·천식·소화불량에는 무씨를 노랗게 볶아 가루를 내어 녹두대로 밀환, 하루에 3～5회, 한 번에 30～50알을 조금씩 입에 넣고 천천히 녹여 삼킨다.

34 · 뇌졸중에는

뇌졸중이란 뇌출혈·뇌혈전·뇌색전의 3가지를 총칭하는 것이다. 이 중 뇌혈전과 뇌색전을 합쳐서 뇌연화증(腦軟化症)이라 부른다.

▶ **뇌출혈** : 갑자기 발작을 일으켜 졸도하여 혼수상태에 빠진다. 2~3일이 지나 깨어나서도 대다수는 말을 못 하고 대소변을 가리지 못 하며, 손발이 자유로이 움직이지 않는 반신불수의 상태가 계속된다. 최대의 원인은 고혈압이다. 시간을 다투어 응급실로 이송할 일이다. 민간요법으로는 병원에 가기 전에 할 수 있으면 다음과 같이 해 본다.

떫은 감을 짓찧어 즙을 내어 90cc(5작)와 같은 양의 무즙을 섞어서 하루에 3분복(分服)한다.

▶ **뇌혈전** : 발작이 일어나기 전에 대개 다음과 같은 증상이 나타난다.

① 머리가 무겁다. ② 어지럽다. ③ 건망증이 여러 해 동안 계속된다.

발작은 밤중이나 새벽에 많으며, 마비는 단계적으로 일어난다. 먼저 다리에, 다음에 팔에, 그 다음에는 혀가 꼬부라지는데, 의식은 멀쩡한 것이 보통이다. 안정을 필요로 하지만, 뇌출혈 때처럼 절대안정은 필요치 않다. 속히 응급실로 갈 일이다.

▶ **뇌색전** : 돌발적으로 의식을 잃고 이에 수족마비가 생기며, 가끔 죽는 수도 있다. 가벼우면 곧 의식이 회복되고 수족마비도 풀린다.

뇌로 가는 혈관이 막혀 뇌조직이 연화해서 생기는 증상이다. 속히 병원으로 옮겨야 한다.

다음은 뇌출혈·뇌혈전·뇌색전의 후유증인 중풍에 공통되는 민간요법이다.

1. 생솔잎 : 날마다 솔잎을 씹어 그 즙을 삼킨다.

2. 뽕나무의 털(수염)뿌리 : 뽕나무의 털뿌리를 달여서 마신다.
3. 잘 익은 개다래 말린 것(건재약방에서 판다)을 하루에 10g 씩 달여 마신다.
4. 메주콩을 푹 삶을 때 생기는, 조청같이 된 국물을 마신다.
5. 파초잎을 적당히 달여서 차처럼 마신다.
6. 독활(獨活: 멧두릅의 뿌리)을 달여 마신다.
7. 오수유를 세숫대야에 넣고, 끓는 물을 부어 충분히 우려 낸 다음, 타월을 담갔다가 짜서 환부에 찜질을 한다. 식으면 다시 데워서 한다. 반신불수, 수족마비 등에 좋다.

35 · 눈다래끼가 났을 때에는

속눈썹의 밑동 쪽에 좁쌀알 같은 것이 생겨, 차차 커져서 완두콩만한 크기로 부어오른다. 이 뾰루지가 끝이 곪으면서 아프기 시작한다. 대개 4∼7일쯤 지나면 자연히 고름이 빠지고 낫는다.

더러운 손으로 문지르면 속눈썹 밑동에 있는 피지선과 모낭선에 포도상구균이 들어가서 염증을 일으키기 때문이다. 눈을 비비지 말고 3%의 붕산수에 타월을 적셔 눈 위를 식혀 준다.

1. 질경이잎을 불에 쬐어 눈두덩에 대고 싸매 두면, 하룻밤 자는 동안이면 종기가 터져 고름이 나오고 낫는다. 한 번에 효험이 없으면 2∼3회 반복한다.
2. 뾰루지 끝을, 소독한 바늘로 찔러 고름을 짜낸 다음 생 참기름을 발라 둔다.
3. 율무밥을 해 먹는다.

4. 속새(잎·줄기)를 달여서 그 물로 눈을 씻는다.
5. 익모초 씨를 달여 마신다.
6. 곡정초(穀精草: 고위까람) 잎 또는 줄기를 그늘에 말린 것을 달여서, 그 물로 눈을 씻는다.

36 ▪ 담이 결릴 때에는

1. 붉은 고추를 쪼개어 반대쪽 발바닥에 붙인다. 즉, 왼쪽이 결리면 오른쪽 발바닥에 붙이고, 오른쪽이 결리면 왼쪽 발바닥에 붙여 둔다.
2. 상추 잎을 짓찧어서 결리는 데에 붙여 본다.

37 ▪ 당뇨병에는

증상은 병의 정도나 나이·합병증의 유무 등으로 가지가지이다. 처음에는 식후에 당뇨가 나오는 외에는 별 증상이 없다가, 차차 날이 지남에 따라 피로감·탈력감·두통·빈혈·목마름·이상스러울 정도의 식욕·변비 등이 일어난다. 또한 살갗이 가렵고 종기가 나기도 한다. 체중은 늘었다가 줄었다가 한다. 시력이 떨어지고 성욕도 줄며, 불면증·신경통 등이 생긴다. 중증이 되면 혼수상태에 빠지기도 한다.

1. 시금치 2단의 뿌리를 깨끗이 씻어 말려 빻아 두고 계내금(닭의 모래주머니 속껍데기를 말린 것) 10개를 볶아 빻은

가루를 한 데 섞어 1순가락(4g)씩 식후에 복용하면 효험을 보는 수가 있다.

2. 시금치 전초(全草) 5뿌리와 계내금 1개를 물 3사발로 달여 반이 되게 한 것을, 수시로 차 마시듯이 마시면 효과를 보는 수가 있다.

3. 산약(마를 껍질 벗겨 쪄서 말린 것) 1근을, 반은 노랗도록 볶고, 반은 그대로 제분하여 식전과 취침 전에 1순가락씩 미온수(미지근한 물)로 장복하면 효과를 보는 수가 있다.

4. 연한 생마 1근을 껍질을 벗겨 깍둑썰기를 하고, 여기에 쇠고기 150g에 약간의 소금을 넣어 고아서 국물과 함께 조석으로 나누어 먹으면 좋다. 여기에 덧붙이기를 오리의 지라면 하루에 3~5개, 돼지의 지라면 하루에 1개, 소의 지라면 3일에 1개씩 불에 구워서 소금에 찍어 먹으면 더욱 효과가 있으며, 또 이때에 산약 가루를 1순가락씩 곁들이면 더더욱 좋다고 한다.

5. 상백피(뽕나무 껍질의 겉껍질을 벗긴 속껍질: 건재약방에서 판다) 75g을 노랗게 볶아서 삶은 물을 차 마시듯이 마시면 갈증이 멎는다.

6. 율무쌀 1홉에 물 1되를 부어 1/3이 되게 달여서 매일 차 마시듯이 장복을 하면 효과를 본다.(또 이 물을 머금고 있으면 충치나 풍치 등이 진통된다.)

7. 마자인(麻子仁:삼씨의 껍질을 벗긴 것)을 1줌씩 달여서 그 물을 차 마시듯이 마신다.

8. 매 식후에 토마토주스를 1컵씩 장복한다.

9. 소 쓸개 1개에 콩을 가득 채워 통풍이 잘 되는 곳에 매달아 말렸다가 달여서 차 마시듯이 마신다.
10. 찰볏짚(차나락짚)이나 뿌리를 태워, 재를 만들어서 잿물을 받아 하루에 3번 식간에 작은 잔으로 하나씩 마시면 특효가 있다.
11. 녹두 삶은 물이나 녹두죽을 자주 먹는다.
12. 무즙을 끓인 다음 꿀을 타서 수시로 마신다.
13. 푸른 양배추 즙을 날마다 3번 공복에 1컵씩 마신다.
14. 생마를 쪄서 매 식전에 100~150g씩 먹고 나서 밥을 먹으면 신기하게 효과를 본다.
15. 적송(赤松)의 솔잎즙을 소주잔으로 하나씩 하루에 3번 마신다.
16. 말차(抹茶)를 계속 마셔도 효과를 본다.
17. 두릅나무의 껍질이나 뿌리를 말려 한 움큼씩 달여 마신다.
18. 초여름에 진달래꽃을 따다가 병에 넣고 밀봉하여 땅 속에 묻어 40일을 두면 녹아서 물이 되는데, 이것을 조금씩 마신다.

38. 대변이 잘 안 나올 때에는

요즘에야 대변이 나오지 않는다면 곧 병원에 가거나, 약국에 가서 관장용 기구와 관장약을 사다가 관장을 하면 되지만, 병원이 멀거나 약국이 없는 곳에서는 관장하기도 어려울 때가 있다. 이럴 때에는 참외꼭지 7개를 말려 빻아서 가루를 만들어 탈지면으로 잘 싸서 생참기름을 찍어 항문에 집어넣으면 곧 통변이 된다. 그 밖에도 다음과 같은 방법이 있다.
1. 수박을 자주 먹거나 수박껍질을 말려 두었다가 삶아서 그 물을 수시로 마신다.
2. 원추리뿌리 반근과 생강 7g을 짓찧어 즙을 내어 하루 3번, 1번에 5순갈씩 마신다.
3. 똥에 피가 섞여 나올 때는 대장출혈을 의심해야 하지만, 경미할 때에는 두부비지를 누른빛이 나도록 볶아서 맑은 엽차에 타서 마신다.

39 ▪ 대장이 탈이 났을 때에는

1. 배에서 꼬르륵 소리가 나면, 기름진 음식이나 자극성이 있는 음식은 피하고, 식사량을 줄인다. 그러고 나서 엿기름을 우린 물에 계피가루와 생강즙을 타서 1컵 마시거나 식혜를 한 대접 마신다.
2. 대장 기능이 약해졌다 싶거든 결명자를 진하게 달여 마신다.
3. 3년쯤 지난 매실 식초를 술잔에 한 잔씩 공복에(하루에 2~3번) 마신다.

40 ▪ 대하증(帶下症)에는

대하에는 적대하와 백대하가 있다.

적대하 : 출혈성 대하를 말한다.

백대하 : 생리적인 것은 상관없으나, 병적인 것에는 점액성(끈적한 것), 화롱성(고름 같은 것), 출혈성(피가 섞인 것)이 있으며, 심한 것은 그 양이 많고 아랫배가 묵직하고, 오줌이 잦으며, 성교 때 불쾌하다.

1. 가벼운 것은 볶은 소금에 끓인 물을 부어 미지근하게 식혀서 국부를 씻어 주면 낫는다고 한다.
2. 삼백초와 질경이를 응달에서 말린 것을 각각 한 움큼씩 3홉 물이 2홉이 되게 달여 하루치로 분복하면 잘 듣는다.
3. 삼씨(麻子) 한 움큼을 약탕관에 넣고, 3홉 물이 2홉이 되게 달여서 하루에 2~3회 분복하면 효과를 본다고 한다.
4. 쓴풀(당약) 음건한 것 200g을 무명 주머니에 넣어 욕탕에서 우려낸 다음 이 약탕에서 목욕을 하면 되는데 이때에는 비누나 세제는 쓰지 않는다. 이 약탕은 2~3일 되풀이하여 데워서 써도 상관없다.
5. 무 시래기를 가마솥에 삶아 그 물을 큰 대야에 옮긴 다음, 소금을 타서 아랫도리를 담근다. 하루에 2~3번 반복하면 효과를 본다.
6. 석류꽃을 그늘에 말려 그것을 목욕탕에 넣고, 그 물에 목욕을 하면 효과를 본다.
7. 부추 즙 1컵에 생강즙 1숟가락을 타서 데운 다음 공복에 날마다 2~3회씩 계속 마시면 좋다.
8. 메밀을 볶아서 가루를 내고 달걀흰자로 개어, 콩알만 하게 환을 지어 한 번에 50알씩 소금물로 마시되, 매 식간에 하

루 3번씩 먹는다.
9. 변두콩을 볶아 가루를 만들어 미음을 쑤어 자주 마신다.
10. 쑥잎에 달걀을 넣고 삶아 먹으면 효험을 본다.
11. 접시꽃을 말려 가루로 하여 공복에 8g씩 술(탁주)에 타서 마신다.
12. 미나리즙을 날마다 1공기씩 마시면 좋다.
13. 쇠비름즙 3홉에 달걀흰자 2개를 넣고 데워서 한 번에 마신다.

41 ▪ 더위를 먹었을 때에는

1. 날 수박껍질 삶은 물을 차 마시듯이 자주 마시면 좋다.
2. 대추 잎 한 줌을 즙을 내어 반탕기의 물에 타서 마신다.
3. 석고 37g을 갈아서 물에 달여 마신다.
4. 흰쌀 5홉에 석이버섯 1.2kg을 넣어 죽을 쑤고 그릇에 담아 베보자기를 덮어 하룻밤 밖에 내어 놓아 이슬을 맞혔다가 이튿날 아침에 빈속에 먹기를 나을 때까지 계속한다.
5. 참외를 많이(계속) 먹어도 효과가 있다고 한다.
6. 띠뿌리 1근(600g)과 메밀 5홉을 볶아 빻아 가루를 만들어서 달여 차 마시듯이 마시면 묵은 더위도 낫는다.

42 ▪ 독감에는

우엉즙 5홉을 2번에 나누어 공복에 마시면 즉효가 있다.

43 ▪ 동맥경화증에는

　동맥경화증은 경화가 일어나는 부위에 따라서 여러 가지 증상이 일어난다. 두통·현훈(어지럼증)·어깨결림·수족냉증·손발저림·흉통·불면 등 일종의 노화현상이다.

1. 이로운 식품 : 무·순무·연근·다시마·미역·모자반·감즙·귤·사과
2. 새로 돋아난 솔잎을 씹어 즙은 삼키고 찌꺼기는 뱉는다. 솔잎즙을 만들어 소주잔으로 하나씩 하루에 3번 마셔도 효과를 본다.
3. 솔잎술(松葉酒)을 식전과 식후에 소주잔으로 하나씩 마셔보시라.

44 ▪ 돼지고기를 먹고 체했을 때에는

　꽈리뿌리를 달여서 마시면 즉시 통한다고 한다.

45 ▪ 두드러기가 돋았을 때에는

　음식을 잘못 먹었을 때는 하제(下劑)를 먹어 위장을 청소하고, 가려움증을 없애기 위해서는 ① 박하를 알코올에 개어서 바르거나 ② 유자즙·레몬즙 또는 식초를 물에 타서 발라도 되며, 그 밖에는

1. 무를 갈아 수건에 싸서 가려운 데를 문질러 준다.

2. 식사 때마다 대파나 쪽파를 잘게 썰어서 된장이나 간장으로 간을 해서 먹는다.
3. 결명자를 진하게 달여서 차 마시듯이 자주 마신다.
4. 사철쑥 20g을 500cc의 물에 달여서 하루에 3분복한다.
5. 지실(枳實: 덜 익은 탱자. 한약재료상에서 판다)을 적당히 달여 마신다.
6. 시골 같으면 찰볏짚을 태워서 그 연기를 쐰다.

46 ▪ 두통에는

두통이 생기는 원인은 수없이 많다. 속이 상해도, 음식이 체해도, 몸이 고단해도…… 등등 한없이 많은 데다가, 병으로 말미암기로 말한다면 밑도 끝도 없다.

그러기에 어쨌든 머리가 아프다면 그 원인을 따져 보고 생각해 볼 일이지만, 그걸 누가 정곡을 찌르며 그에 합당한 방법을 취하랴? 그래서 여러 가지 방법을 나열하겠으니 이것저것 해보시라. 안 맞아도 탈은 없으니까!

1. 원인 : 뇌의 질환·신경통·고혈압·동맥경화증·눈이나 코나 귀의 질병·위장병·부인병·요독증·발열·혈행장해 등등.
2. **치료방법** :
   ① 원인병을 치료한다.
   ② 머리를 지압한다.
   ③ 과식·과로를 피한다.
   ④ 변비일 때는 관장을 한다.

⑤ 타월을 세로로 세 번 접어서 이마에 닿는 부위에 소금을 깐 뒤에 식초를 흘러내리지 않을 만큼 부어서 이마에 동여매어두면 1시간쯤이면 통증이 멎는다.
⑥ 무즙으로 이마를 식힌다.
⑦ 사과를 갈아서 즙이 흘러내리지 않게 이마에 붙여 싸매 둔다.

그리고 중년 부인이나 노인들의 오랜 두통에는 만형자(순비기나무)로 베개를 만들어 베면 효과가 있다.

그 밖에도 다음과 같은 방법이 있다.
1. 껍질 벗긴 살구씨(행인) 15g과 호두알 15g을 노랗게 볶아 함께 짓찧은 다음, 벌꿀 15g을 섞어서 병에 담아 두고 날마다 식후에 한 숟가락씩 떠먹으면 낫는다. 건강한 사람도 이것을 장복하면 더욱 건강해진다.
2. 머리에서 윙윙 소리가 날 때에는 감국(甘菊: 엉거시과에 속하는 다년초)을 진하게 달여 마시면 낫는다.
3. 마늘 1쪽을 갈아 즙을 짜서 콧속에 1방울 떨어뜨린다.
4. 편두통에는 마늘을 갈아 즙을 내어 아프지 않은 쪽 콧구멍에 한두 방울 떨어뜨려 보시라.
5. 대파(쪽파도 좋다)의 흰 부분을 잘라 귀와 콧구멍에 꽂아 보시라.
6. 복숭아꽃 2움큼에 백반가루(약국에서 판다) 1 숟가락을 섞어 아픈 부위에 붙이고 한지로 덮은 뒤 붕대로 감아 두면 낫는다.

7. 천마(수자해의 뿌리: 건재약방에서 판다)나 감국을 각각 2 움큼씩 달여 마신다.
8. 갈근(칡뿌리) 40g과 고욤나무 껍질 16g을 섞어 달여 한 번에 1탕기씩 마신다.
9. 마늘 1쪽을 짓찧어 콧구멍에 넣으면, 금세 눈물이 나오며 고통스럽지만 이게 뜻밖에 잘 듣는 수가 있다.
10. 정가(荊芥: 명아주과에 속하는 일년초) 이삭 20g을 진하게 달여 마시는 방법도 있다.

47 · 등창에는

무엇이 원인인지는 알 수 없으나, 등에 종기가 나는 일이 있다. 눈으로 자세히 살펴볼 수도 없거니와 손으로 만져 볼 수도 없으니, 이 이상 답답할 수가 없다. 어쩌겠는가. 병원에 가자니 너무한 것 같고…….

이럴 때는 다음과 같은 방법이 있다.

1) 농촌에 산다면(도시에서도 할 수 없는 건 아니지만) 생가지(生茄子)를 째어서 붙이고 그것이 마르거든 갈아 붙인다.
2) 미나리 잎과 비웃(청어)대가리를 짓이겨 붙이고 미나리국을 끓여 자주 마신다.
3) 자가사리(동자개과에 속하는 민물고기)를 잡아다가 짓찧어 붙인다.
4) 무를 삶아 크게 썰어서 환부에 붙여 보시라.
5) 그래도 효험이 없을 때에는 시장에 가서 마(참마, 돼지마)

를 사다가 강판에 갈아 달여서 고약같이 되게 해서 이것을 바르면 된다고 한다.

48. 딸꾹질이 날 때에는

1. 귤피(귤껍질)와 죽여(竹茹: 대나무의 속에 붙어 있는 희고 얇은 껍질)를 함께 달여서 마신다.
2. 손목의 맥을 세게 누르면서 숨을 참을 수 있는 데까지 참는 일을 되풀이 해 본다.
3. 가는 새꽤기 같은 것을 짧게 잘라 침을 묻혀서 콧등에 올려 놓고 그것을 주시한다. 그러면 신기하게 딸꾹질이 멎는다.

49. 땀띠가 났을 때에는

살갗 전체가 충혈되고 빨갛게 좁쌀알 같은 발진이 돋아난다. 얼마 지나면 투명한 수포가 생기고 몹시 가렵다. 심하면 곪기도 한다. 이것은 땀을 잘 씻거나 닦아서 피부를 깨끗이 하지 않은 탓이다.

1. 수박 껍질로 자주 문지르면 낫는다. 오이를 썰어서 땀띠 난 곳에 문질러도 효과가 있다.
2. 미나리즙을 바르면 사그라진다.
3. 아연화(약국에서 판다)를 30%, 녹말을 70% 섞어서 땀띠 난 곳에 뿌려 준다.
4. 복숭아잎을 다갈색이 날 때까지 달여서 거즈에 묻혀 닦아

낸다.

5. 범의귀(虎耳草) 잎으로 즙을 내어 바른다.
6. 삼백초 잎 2~3장을 감나무 잎에 싸서 화롯불에 묻어 구우면 물컹하게 녹는다. 이것을 헝겊이나 한지에 펴서 땀띠 난 곳에 붙이면 곪은 땀띠도 잘 낫는다.
7. 좁쌀을 2~3일 물에 불렸다가 갈아서 물을 부어 두면, 맑은 물이 뜬다. 이 물을 땀띠 난 곳에 바르면 효과가 있다.
8. 가지를 3~4토막 내어 냉장고의 냉동실에 1시간쯤 넣어 두었다가 땀띠 난 곳에 문지르면 하룻밤 사이에 땀띠가 사라진다.

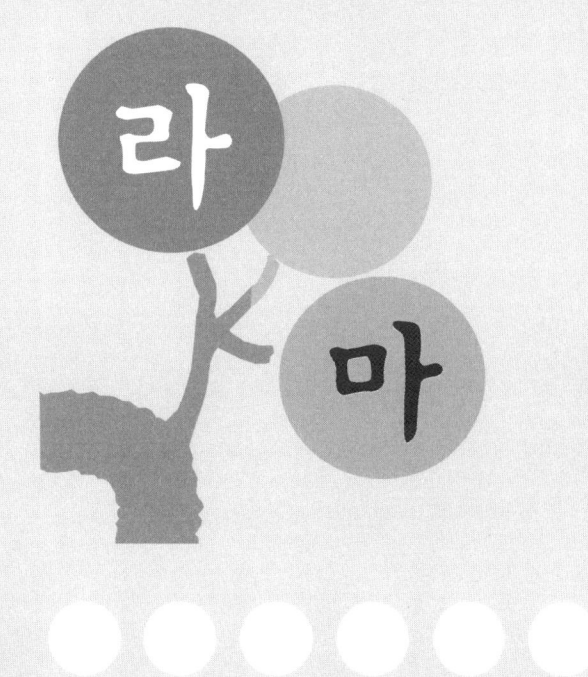

50. 류머티즘으로 고생하는 사람은

손, 발, 다리의 관절, 어깨, 손가락까지 아픈 증세

여기저기 아픈 데가 달라지는 게 특징이다. 중해지면 관절이 움직이지 않게 되고, 수족이 부자유스러워진다. 근육이 아픈 것을 근육 류머티즘이라 한다.

1. 마늘을 갈아서 유지(기름종이)에 펴서 환부에 붙였다가 살갗이 따가우면 뗀다.
2. 송진을 생참기름으로 개어서 유지에 발라 환부에 붙여 둔다.
3. 쑥탕에서 목욕을 한다.
4. 미꾸라지를 갈고 흑설탕을 섞어서 환부에 붙여 본다.
5. 고춧가루를 알코올에 개어서 환부에 붙인다.
6. 고춧가루에 치자가루를 섞어 피마자유로 개어서 환부에 붙인다.
7. 수세미오이 잎과 줄기를 태워 가루를 만들어 식초로 반죽하여 환부에 붙인다.
8. 쑥을 진하게 달여 하루 한 번씩 마신다.
9. 천남성을 갈아서 붙이되 이틀에 한 번씩 갈아 붙인다.
10. 털여뀌의 어린잎을 하루에 16g씩 달여 마신다.
11. 평소에 시금치를 많이 먹고 있으면 류머티즘이나 통풍이 예방되고 또한 치료도 된다.
12. 평소에 미나리 잎을 식용으로 하고 있으면 류머티즘을 예방할 수가 있다.

51. 마른버짐에는

얼굴에 생기는 것은 희고 둥글며 머리 밑에 생기는 것은 희거나 회백색이다.

얼굴에 생기는 마른버짐은 학동기(學童期)의 남녀 아이들에게 많은데 비하여, 머리 밑에 생기는 것은 남아에 많고 여아에는 드물다. 조금 가려운데 긁으면 흰 가루가 떨어진다.

1. 할미꽃 전체를 진하게 달여 그 물을 바른다.
2. 배풍등(排風藤: 열매, 잎, 줄기 전체)을 달여서 그 물을 바른다. 단, 이것은 독이 있으므로 입에 대어서는 안 된다.
3. 인동덩굴과 삼백초를 같은 양을 섞어 달여서 날마다 차 마시듯이 마신다.
4. 국화잎에 소금을 섞어서 짓찧으면 파란 즙이 생긴다. 이것을 계속 머리 밑에 바르면 (하루에 3번) 없어진다고 한다.

52. 만성위염에는

때에 따라 사람에 따라 여러 가지 증상이 아울러 나타나는 게 만성위염이다. 비교적 많은 증상이 있는데, 명치가 쓰리고, 메스껍고, 트림이 나고, 위 부위에 압통을 느끼며, 입맛이 떨어지고, 혀에 백태가 끼는 것 등이다.

이것은 급성위염의 치료가 불충분했거나, 불규칙적인 식생활, 운동부족, 술·담배의 과다, 단 과자류의 과식, 커피나 기타 자극성이 있는 향신료의 과용 및 지나친 스트레스, 정신불안 등에 의

해 촉진된다.
1. 첫째로 과식은 물론 배가 부르도록 먹지 말 것.
2. 잘 씹어서 음식물이 완전히 액체가 된 다음에 삼킬 것.
3. 식후 30분을 쉬고, 식후에 바로 일을 하지 말 것.
4. 육류·계란·생선·백설탕 등 산성식품을 먹지 말 것.
5. 야채· 해조류·과일·흑설탕 등 알칼리성식품을 섭취할 것.
6. 식물성단백질이나 지방류·두부·참깨·참기름·현미 등을 적극 섭취할 것.
7. 녹즙과 비타민·미네랄 등을 섭취할 것.

집에서 할 수 있는 방법으로는
1. 매일 아침에 무즙을 1컵씩 마신다.
2. 대파를 잘게 또는 3cm쯤으로 썰어 끼니때마다 먹는다.
3. 묵은 생강을 질냄비로 볶은 것에 물을 충분히 부어 달인 뒤에, 흑설탕을 타서 차 마시듯이 2~3주일 계속 마신다.
4. 결명초와 이질풀을 각각 20g씩 700cc의 물이 2/3로 줄 때까지 달여서 하루 3번으로 나누어 마신다.
5. 적송(赤松)나무의 솔잎을 그늘에 말려 두고, 하루에 10g씩 300cc의 물에 달여서, 공복에 하루 3번으로 나누어 마시기를 2주일쯤 계속한다.

53 ▪ 만성장염에는

아랫배가 아프고 설사가 나거나, 통변이 잘 안 되거나 하면…….

아랫배가 팽만하고 복통과 설사, 변비가 섞바뀌어 생기거나, 똥에 찐득한 점액이 섞여 나오고, 달걀 썩은 냄새나 시큼한 냄새가 나며, 뱃속이 굴굴거리고 두통·어지러움·권태감·식욕부진·빈혈·신경과민 따위 증세가 생기는 것은 모두 만성장염에서 오는 증상이다.

그 치료방법은 다음과 같다.

1. 자극성이 있는 것은 일절 금하라.
   1) 술·담배·고추·후추·겨자·고추냉이 등등.
   2) 찬 것(아이스크림·얼음·냉커피)은 금한다.
   3) 소화가 잘 되는 것들을 잘 씹어 먹는다.
   4) 배(복부)를 따뜻하게 해 주어야 한다.
   5) 배를 자주 마사지해 준다.
2. 결명자와 이질풀을 각각 20g씩 700g의 물이 2/3가 될 때까지 달여서 하루에 3번으로 나누어 마신다.
3. 사과 1개를 껍질째로 갈아서 즙을 내어 2번으로 나누어 공복에 마신다.(사과를 갈아서 그냥 먹어도 좋다.)
4. 현미를 약한 불로 반쯤 노랗게 볶은 것 1홉을 2홉의 끓는 물에 5분간 담가서 우려낸 물에 흑설탕과 무즙을 조금 넣어서 마신다.
5. 매실액기스나 매실식초를 조금씩 마셔도 좋다.

54 ▪ 머리가 세고 빠지는 것을 막으려면

머리숱이 많고 센 사람이 대개 중년에 머리가 잘 빠지고 쉽게 희어진다.

머리카락이 잘 빠지지 않게 하고 나이 들어도 머리를 검게 유지하려면 머리카락이 빠지게 되는 원인을 제거하고, 머리에 영양을 공급해 주는 수밖에 별 도리가 없다.

■ 대머리의 예방과 치료법

머리가 빠지는 탈모증에는 여러 가지 종류가 있다. 한정된 부분의 머리가 빠져서 둥글게 벗어지는 것이 원형 탈모증, 비듬이 원인이 되어 차차 머리가 엉성하게 되는 게 비강성탈모증, 이마가 차차 머리 쪽으로 넓어지거나 정수리가 엉성해지는 등 특유의 탈모가 되는 것이 장년성탈모증, 상처·화상·종기의 자국 등에 털이 나지 않는 반흔성(瘢痕性)탈모증, 장티푸스나 폐렴 같은 열성 전염병·당뇨병·폐결핵·매독·약물중독 등에 의해서 머리 전체에 일시적으로 탈모가 생기는 증후성탈모증 등이 그것이다. 각각 전문적 치료 방법이 있으나, 민간요법으로 집에서 할 수 있는 것들은 대략 다음과 같으나 평소에 머리를 깨끗이 하여 비듬이 생기지 않게 하는 것이 기본이다.

1. 식사 때마다 검은깨를 먹으면 발모가 촉진되고, 백발이 예방된다고 한다.
2. 생 참기름에 소금을 섞어서 꾸준히 머리 밑에 문질러 바르면 머리가 돋아난다고 한다. 참기름이라고 하면 원래는 참

깨를 볶아 기름을 짠 것을 생각하지만, 정확히는 참기름이란 생깨(날참깨)로 짠 기름으로 이것은 약으로 쓰는 것이고, 지금 우리가 알고 있는 참기름(참깨를 볶아서 짠 기름)은 향유라고 하여 음식에 쳐서 맛과 향기를 내는 것을 가리켰다.

3. 검은깨를 곱게 갈아 알코올로 개서 크림같이 하여 계속 머리 밑에 문질러 바르면 발모가 촉진되어 새까맣게 털이 난다고 한다.
4. 김, 파래, 다시마, 미역, 녹미채 따위 해조류를 평소에 끈질기게 먹고 있으면 머리가 새로 나고 백발이 예방된다.
5. 그 해에 새로 난 생강을 짜서 즙을 내고 물로 희석하여 탈지면에 묻혀 머리 밑에 꾸준히 문질러 바르면, 탈모가 멎고 새 털이 나온다고 한다.
6. 쌀겨기름을 하루에 2번씩 머리 밑에 문질러 바르면 새 털이 돋아 나온다고 한다.
7. 뽕나무 껍질을 달이면 갈색 국물이 생긴다. 이 물을 솜에 적셔 날마다 머리 밑을 문질러 주면, 비듬이 없어지고 탈모가 멎는다고 한다.
8. 적송나무의 솔잎을 50개쯤 따서, 물에 씻어 묶은 다음, 밑동 쪽을 판판하게 자르면, 자른 데에서 진이 나온다. 이 진이 머리 밑에 묻도록 톡톡 두들겨 주고, 진이 다 없어지거든 다시 잘라 두들겨 송진을 묻혀 주기를 꾸준히 계속하면 신기하게도 머리가 새로 돋아난다고 한다.
9. 벽오동 잎을 4~5장 따서 잘게 썬 다음, 물 1되에 약한 불

로 천천히 달인 다음 헝겊에 걸러서 그 물을 머리 밑에 바르면, 탈모가 멎고 새 털이 돋아난다고 한다.

10. 남오미자의 덩굴을 잘게 썬 것 한 줌을 3홉 물에 하룻밤 담가 두면, 끈적한 점액이 나오는데, 이것을 날마다 머리 밑에 문질러 발라 주면 새 머리가 돋아난다고 한다.
11. 솔방울을 검게 태워 빻은 가루를 생참기름에 개어, 머리 밑에 문질러 주기를 계속하면 발모가 촉진된다고 한다.
12. 오디를 따다가 즙을 내어 수시로 바른다.
13. 마른 뽕잎 4g과 마른 대마(삼 : 大麻) 잎 4g을 삶은 물로 하루에 3번씩 계속해서 머리를 감으면, 새 머리가 돋아난다고 한다.
14. 삼씨(大麻油)기름을 머리 밑에 문질러 바르면 머리가 빠지지 않으며, 빠진 곳에서 새 머리털이 돋아난다고 한다.
15. 삼잎을 삶은 물로 머리를 감으면 머리가 희어지지 않는다고 한다.

■ 머리가 세어 고민하는 이에게

나이가 들어 머리가 희어지는 것은 자연현상이므로, 누구나 그것을 자연스럽게 받아들여야 하지만, 그럴 나이가 아닌데도 새치가 심하거나 혹은 머리가 일찍 셀 때에는, 무슨 방법이 없을까 하고 찾기 마련이다.

어쨌거나 흰 머리를 검게 하고 싶거든 한 번 시도해 보시라.
1. 생강 껍질을 생참기름에 끓여 고아서, 고약같이 되면 손가락 끝으로 찍어 머리 밑에 골고루 잘 문지른다. 그러면 1주

일 사이에 머리가 검게 된다고 한다.
2. 봄철에 갓 나온 뽕잎 말린 것 600g, 검은깨 300g, 껍질을 벗긴 적하수오 600g, 검정콩 300g, 백복령 300g을 함께 3번 쪄서, 3번 말려 모두 빻아 가루를 만들어서 녹두대(綠豆大)로 밀환(꿀로 환을 빚어)하여, 날마다 3차례 따끈한 물로 50~70알씩 장복하면, 머리가 검어질 뿐만 아니라, 남자는 양기를 보강하고 여자는 냉증·대하증은 물론, 미용에도 그 효험이 있다고 한다.
3. 참깨를 볶아 날마다 계속 먹으면 숱이 많아지고 머리털에 윤기가 나며, 백발을 예방할 수가 있다고 한다.

55 ■ 머리에 비듬이 심할 때에는

우엉 잎을 찧어서 즙을 내어 고약처럼 달여서 머리 밑에 발라 보시라.

56 ■ 머릿속이 윙윙거릴 때에는

감국 꽃을 진하게 달여 자주 마시면 신기하게 듣는다.

57 ■ 메스꺼울 때에는

메스꺼운 데에는 3가지 원인이 있다. 즉, 입덧이나 뇌질환 같은 신경의 반사에 의한 것과 체했을 때나 해독물(害毒物)을 삼켰을 때의, 이물질 배출을 위한 반사작용, 그리고 위궤양·위암 등 위장병으로 말미암은 것 등이다. 따라서 각기 그 원인에 따라 대처하는 방법도 다르다. 즉, 체했거나 음식을 잘못 먹었을 때에는 될 수 있는 대로 빨리 토해내는 것이 좋고, 그 밖의 것은 가능한 한 토하지 말고 안정을 시키는 것이 좋다. 토하고 싶을 때는 손가락을 목구멍 깊숙이 넣어 혀뿌리를 세게 눌러 주면 되고, 가라앉히고 싶을 때에는 위(胃) 부위에 얼음찜질을 하거나 차가운 음료수를 마시면 된다. 그 밖의 방법으로는

1. 남천촉 잎을 2~3장 씹어 그 즙을 삼키면 낫는다. 또한 남천촉 열매를 2~3개 씹어 즙을 삼켜도 같은 효험이 있다.
2. 매실고(梅實膏)를 한 숟가락 먹으면 체했을 때나 해독물을 먹었을 때에 효과를 본다(즉, 빨리 토한다).
3. 매실 식초를 한 모금 마시고 손가락을 목구멍에 넣으면 금세 토한다.
4. 물 한 컵에 소금 3숟갈을 타서 잘 저어 마시면 금세 토한다.
5. 그 밖에 메스껍고 토하고 설사가 날 때에는 포도나무 뿌리나 덩굴 또는 잎을 채쳐서 진하게 달여 마시면 된다.
6. 과음하여 구토가 심할 때에는 팥을 달여 그 물을 마시면 진정이 된다.

58 · 목이 쉬었을 때에는

목구멍이 마르고 목구멍에 뜨거운 느낌이 들면 목이 쉰다. 처음에는 헛기침이 나지만 이윽고 가래가 나오게 된다. 이것이 이

른바 인후염이다. 급성인 것은 3～7일쯤이면 낫지만, 만성으로 이행하면 잘 낫질 않는다. 한번 낫더라도 재발하기가 쉽다. 이쯤되면 대개 목이 붓는다. 인후염을 양방(洋方)에서는 인두염과 후두염 2종류로 나누지만 치료법은 거의 같다. 목의 부기를 가라앉히는 데에 유효한 방법은 다음과 같다.

첫 번째로 묽은 소금물(100배 식염수)로 1시간에 3～4회씩 양치질을 한다.

두 번째는 찜질이다. 처음에는 겨자찜질을 하고, 다음부터는 더운물찜질을 한다. 이때의 겨자찜질 방법은 다음과 같다.

겨자가루를 작은 찻숟갈로 4개를 대야에 넣고, 거기에 끓인 물 1홉을 부어 휘젓는다. 그러고 나서 거기에 무명수건(타월)을 적셔 폭이 5cm쯤 되게 접어 적당히 물기를 짠 다음, 이것을 목에 감고 그 위를 다른 헝겊으로 감아 15분쯤 그냥 두면, 목둘레가 발갛게 되고 피부가 아파 온다. 그 때쯤 떼어 내면 되는데, 이것은 딱 한 번만으로 그만두어야 한다(거듭하면 살갗이 헌다).

그 다음에 앞서와 같이 폭이 5cm쯤 되게 접은 타월을 뜨거운 물에 적셔서 물을 짜내고, 폭을 6cm, 길이를 목둘레의 1.5배로 자른 비닐 위에 얹고 한가운데가 목 뒤로 오게 감아놓고 그 위를 다른 헝겊이나 붕대로 감는데, 될 수 있는 대로 두껍게(잘 식지 않게) 수건을 대고 감아 둔다. 식으면 다시 되풀이한다.

다음은 목이 쉬고 아프며 목소리가 나오지 않을 때에 대처하는 방법이다.

1. 껍질 벗긴 행인(杏仁: 살구의 속씨)을 노랗게 볶아서 보드라운 가루로 만든 다음, 이것 1g과 계피가루 0.4g을 섞어

입에 넣고 서서히 침으로 삼키면 OK.
2. 배(梨)를 갈아 그 즙을 마신다.
3. 닭의 내장을 빼고 그 뱃속에 찹쌀을 채워 삶아서 국물과 함께 먹으면 목이 튄다.
4. 무화과(말린 것도 좋다)를 먹으면 목 아픈 것이 낫는다.
5. 엽차를 뜨겁게 하고 소금을 조금 타서 마셔도 효과를 본다.
6. 생쌀을 한참 씹어 미음이 된 것을 삼킨다.
7. 미나리즙 1공기에 꿀을 3~4숟가락을 타서 약탕관에 고약같이 달여 먹어도 효과를 본다.

59 ▪ 몽설·유정·오줌을 쌀 때에는

혈기왕성한 젊은 남성이 잠자는 동안에 저도 모르게 사정(射精)을 하거나, 성행위를 하는 꿈을 꾸고 사정을 하는 것을 유정(遺精), 또는 몽설(夢泄)이라고 하는데, 이것은 성년이 된 미혼 남성의 경우 건강하다는 증표이기도 하나, 지나친 것은 무엇인가 탈이 있다고 보는 것이다. 성생활을 할 나이에 그것을 안 하고 있는 처지라면 한 달에 1~2번 유정, 몽설을 하더라도 오히려 이것은 정상이라고 보아야 한다.

그러나 도가 지나쳐서 자주 이런 일이 생긴다면, 이것은 이상이 있다고 보아야 한다. 하지만 이것은 질병이라고 보기보다는 정신적으로 불건전한 그 무엇이 있는 것이므로, 본인이 자각하여 이런 일을 예방할 수 있게 하는 것이 첩경이다. 적당한 운동을 한다거나 사념(邪念)에 사로잡히지 않도록 노력을 한다거나, 불건전한 생활이나 생각에서 속히 탈피하도록 하는 것이 좋다.

1. 몽설이 심할 때에는 날마다 아침저녁 공복에 소금을 탄 온수로 부추씨 20알씩을 마시면 된다. 15~20g씩 진하게 달여 마셔도 효과를 본다.
2. 덜 익은 석류껍질을 노랗게 구워 빻아 가루를 만들어서 조석으로 12g씩 먹는데, 한 번은 탁주로, 또 한 번은 소금물로 효과가 나타날 때까지 먹는다.
3. 속껍질을 벗긴 은행 20개를 소주 2사발에 삶아 먹으면 몽설과 조루, 유정에 효험을 본다.
4. 유정이 잦을 때에는 연잎을 말려 빻아 가루를 만들어 한 번에 3돈(12g)씩 탁주에 타서 마시면 신기한 효험을 본다.
5. 오줌싸개에게는 이런 방법을 시도해 보시라.
   은행을 날로 먹으면 오줌이 잘 나오고, 구워서 먹으면 오줌이 잘 안 나온다. 오줌싸개에게는 은행을 구워서 10개만 먹여 재우면 오줌을 안 싸게 된다.
6. 부추씨를 약간 볶아서 조석으로 조금씩 먹으면 몽설이 낫는다고 한다.
7. 오미자를 진하게 달여 한 번에 200cc씩 뜨거울 때에 마셔도 된다고 한다.
8. 차전자(질경이씨앗)를 짓찧어 즙을 내어 마신다.

60 ▪ 무좀에는

무좀은 주로 발가락 사이, 발바닥, 발바닥 가장자리, 또는 발등

등에 잘 생기는데, 드물게는 손바닥에 생기는 수도 있다. 처음에는 좁쌀 크기만 한 빨간 수포(水泡)이지만 차차 퍼져 간다. 겉껍질은 자연히 벗겨지고 곪는 수도 있다. 몹시 가려워서 견디기가 어렵다.

1. 평소에 면으로 짠 발가락 양말을 신으면 어느 정도는 예방이 된다.
2. 엽차 찌꺼기로 문질러도 초기 무좀에는 효과가 있다.
3. 고추나물 20g을 100cc의 알코올에 10일 쯤 담가 두었다가 그 물을 바르면 잘 듣는다.
4. 담배가루를 뿌려 둬도 좋고, 니코틴을 발라도 잘 듣는다.
5. 식초를 탄 물로 발을 자주 씻는다.
6. 호두열매의 파란 겉껍질을 벗겨서 즙을 내어 거즈에 묻혀 환부에 문지르면, 처음에는 쓰리지만 상당한 효과를 본다.
7. 봉숭아 꽃잎을 짓찧어 환부에 붙인다.
8. 엿기름가루를 하루에 2번씩 바른다.
9. 담배를 물에 우려 따뜻하게 데워서, 그 물에 발을 한참씩 담가 둔다.

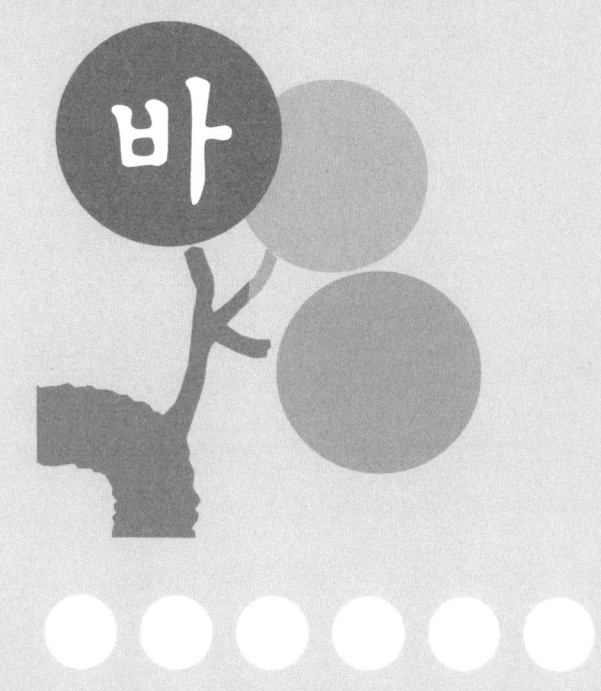

61. 바람머리에는

콩 3되를 껍질이 탈 정도로 매우 볶아서 항아리에 담고, 소주 5되를 부어 밀봉하여 1주일을 두었다가 조금씩 마시면 효과를 본다.

62. 반신불수에는

뇌신경이나 척추신경을 다치거나 뇌출혈·뇌경색·뇌혈전 등으로 뇌세포가 괴사했을 때는, 각 부위로 가는 신경이 마비되어 전신·반신 또는 수족이 마비되는 수가 있다. 온 몸이 마비되어 움직일 수 없으면 전신마비, 좌우 어느 한 쪽을 움직이지 못하는 것을 반신마비(불수), 팔다리를 움직이지 못하는 것을 수족마비 등으로 부르고 있으나, 괴사한 뇌세포는 재생이 안 되므로 평생을 이런 상태로 지내는 수밖에 없다. 우리나라에서는 이런 증상을 통틀어 풍을 맞았다고 하며, 중풍이라는 이름으로 부르고 있다. 이제까지의 의학으로는 이것을 시원하게 치료하는 방법을 찾지 못하였고, 다만 조기에 응급조치를 잘 했을 때 가볍게 겪는 수는 있으나, 아직 완쾌시키는 방법은 찾지 못하고 있는 형편이다.

민간요법이 여러 가지가 전해져 내려오고 있으나, 각인각색이고 형형색색이라 왕도는 없는 것이 현실이다.

증상에 따라, 환경에 따라, 성격에 따라 다르며, 여러 가지 방법을 시도해 보는 수밖에 뾰족한 수는 없다.

1. 희첨(진득찰)을 아홉 번 쪄서 아홉 번 말려 빻아, 오자대(梧

子大)로 밀환(꿀로 환을 빚어)을 하여 하루에 20~30알씩 먹는다.
2. 누에 가루를 작은 찻숟가락으로 하나씩 하루에 3번 먹는다.
3. 황률(껍질 벗겨 말린 밤)을 빻아 가루로 만들어 하루에 3번 1숟가락씩 먹는다.
4. 소나무 마디를 잘라 술을 빚어 하루에 한 탕기씩 마신다.
5. 껍질 벗긴 도인(복숭아씨) 반 되를, 소주 3되에 30일간 담가 두었다가, 말려 빻아 녹두대(綠豆大)로 밀환한 다음, 도인을 담갔던 술로 매 식간마다 40~50알씩 먹는다. 술을 못 먹는 사람은 물을 타서 마셔도 된다고 한다.
6. 쇠비름 4~5근을 삶아 나물과 국물을 함께 먹으면 효험이 있다고 한다.

63 · 발기부전에는

1. 오미자를 가루로 만들어 하루에 3번, 한 번에 4g씩 3개월 이상 장복하면 놀라운 힘이 생긴다.
2. 나무딸기(복분자)를 술(탁주)에 담갔다가 볶아서 가루를 내어, 매일 아침 10g씩 술로 먹는다.

64 · 발 냄새가 심한 사람은

날마다 발을 씻지 않거나, 발가락 사이에서 땀이 많이 나는 사람이 양말을 오래 신고 있으면, 발에서 냄새가 나기 일쑤이다.

그 중에도 특히 심한 사람이 있으니, 이런 사람은 자주 발을 씻는 게 첫째이지만 그게 그리 쉬운 일이 아니어서 실천하기가 어렵다.

1. 나일론 양말을 신지 말고 면양말을 신도록 한다.
2. 일반 양말보다는 발가락 양말을 신는 것이 좋다.
3. 잠자리에 들기 전에 반드시 발을 씻는다.
4. 발 씻는 물에는 식초를 한 방울 떨어뜨려 준다.
5. 무를 삶은 물에 소금을 조금 타서 그 물에 발을 씻는다.
6. 복숭아잎을 삶아 그 물에 발을 씻어도 효과가 있다.

65 · 밤눈이 어두운 사람은

밤눈이 어두워 해만 지면 밖으로 나가지 못 하는 사람은 닭의 간을 하루에 100g씩 먹어보시라.

66 · 방광염에는

방광염에 걸리면 오줌이 잘 나오지 않고 요도가 아프다. 그리고 늘 오줌이 새어 나오는 것 같아서 기분이 안 좋고, 오줌이 끝날 무렵 몹시 따끔거린다. 또한 오줌이 잦고, 색깔이 흐리며, 때로는 피도 섞여 나오는 수가 있다. 입맛이 없고 미열이 나며 목이 마르고, 차차 야윈다.

이럴 때에는 방광염을 의심해 볼 필요가 있다. 우선 다음과 같이 해 본다.

1. 곶감 5~6개에 검은깨 4g을 2홉 물이 반이 되게 달여서 하루에 3분복한다.
2. 어린 댑싸리를 삶아 그 물을 마시거나 댑싸리 씨를 달여 마신다.
3. 삼백초 한 움큼씩을 달여서 그 물을 차처럼 마신다.
4. 수박껍질을 삶아서 그 물을 차 마시듯이 마신다.

67 ▪ 백일해(百日咳)에는

발병해서 나을 때까지 100일 가까이 걸린다는 데에서 이런 이름이 붙었다. 밤중과 이른 아침에 기침이 심하고, 짧은 기침을 몇 번 하고 나서는 '휴우'하고 답답한 듯 숨을 내쉰다. 이러다가 나중에 찐득한 점액을 내뱉고 나서야 겨우 기침이 멎는다. 이러는 동안이면 얼굴이 붓고 눈에 충혈이 된다.

1. 연근 뿌리의 마디 부분으로 즙을 내어 흑설탕을 타서 술잔으로 한 잔씩 하루에 3번 마신다.
2. 배즙과 무즙을 같은 분량 섞은 것에, 흑설탕을 타서 하루에 찻잔으로 하나씩 3분복하고 젖먹이에게는 배즙만을 먹인다.
3. 배(梨)를 껍질째 1cm 두께로 둥글게 썰어서 기름기 없는 프라이팬에 넣고 뚜껑을 닫아 불에 얹어 물렁하게 익혀서 식간에 2개씩 먹으면, 가래가 삭고 발작적 기침이 가벼워진다.
4. 깐 호두 20g을 100cc의 물에 흑설탕을 타서 달여 반이 되

게 하여 하루에 3분복한다.

5. 검정콩 50g을 500cc의 물에 흑설탕을 타서 100cc가 되게 달여, 기침을 할 때마다 마신다.
6. 호박씨를 까맣게 볶아 흑설탕을 섞어 짓찧어서 조금씩 먹어도 된다.
7. 무씨를 타기 직전까지 볶아 빻아서 가루로 만들어 먹어도 효과를 본다.
8. 질경이 잎 말린 것 15g을 350cc의 물이 2/3가 되게 달여 하루에 몇 차례로 나누어 마신다.
9. 선인장을 강판에 갈아서 즙을 내어 매 식후에 술잔으로 반 잔씩 복용하면 1주일쯤이면 효험을 본다.
10. 복숭아씨(도인) 3되를 물에 담가 두면 껍질이 잘 벗겨진다. 이것을 말린 다음 노랗게 될 때까지 잘 볶아 가루를 내고 꿀 한 되를 부어 반죽을 해서 두고, 하루에 세 번 한 숟갈씩 먹으면 해수·천식·혈담까지도 낫는다.
11. 무즙에 같은 양의 강엿을 넣어 끓여서 마셔도 된다.
12. 차전초(질경이) 12g, 감초 4g, 흑설탕 8g에 물 2홉을 부어 반으로 달여서 하루에 3~4회로 나누어 마신다.
13. 배와 무를 같은 분량 강판에 갈아 즙을 내고 흑설탕을 약간 섞어서 찻잔으로 하나씩을 하루에 한 번씩 먹어도 효과를 본다.
14. 재첩 껍데기를 빻아서 보드라운 가루를 충분히 볶아, 작은 찻숟가락으로 하나씩 먹으면 효과를 본다.
15. 작두콩을 10개 찧고 감초를 조금 넣어서 2홉 물이 반이

되게 달여서 날마다 수시로 마시면 2주일쯤이면 효과가 나타난다.
16. 바위취를 뜯어다가 즙을 내어 조금씩 마셔도 효과가 있다.
17. 배(梨)를 잿불 속에 묻어 완전히 익어서 연해지거든 즙을 내어 한 번에 다 먹는다. 하루에 3개 정도 먹는 것이 좋다.

68. 버짐으로 고생하는 사람은

버짐은 남성의 사타구니, 항문 주위, 겨드랑이, 하복부 등에 잘 생기며, 차차 퍼져서 몹시 가렵다. 이윽고 중심에서부터 말라서 흰 비듬 같은 것이 긁혀 나오는데 좀처럼 잘 낫지 않는다.

1. 삼백초 잎을 약한 불로 서서히 끓여서, 짙게 달여지거든 식혀서 잎을 걸러내고, 다시 달여서 걸쭉하게 된 것을 환부에 바른다.
2. 좋은 먹(墨)을 갈아서 환부에 칠하면 이상하게도 잘 낫는 수가 있다.
3. 엽차를 끓여 청주를 조금 타서 대야에 옮겨 환부를 씻고, 다시 그 물에 수건을 적셔 환부에 대고 잔다. 이튿날 아침이면 가려움증이 덜해지고 이렇게 계속하면 낫는다.
4. 쌀겨기름을 발라도 낫는다.
5. 담배를 물에 담가 두면, 담배가 우러나와서 물이 적갈색이 된다. 이것을 붓에 찍어 환부에 바르고, 마르면 또 바르기를 계속하면 낫는다.
6. 애기똥풀(까치다리: 젖풀)을 달여서 그 물을 환부에 발라도

낫는다.

7. 참깨를 짓찧어 주머니에 넣어 두고 배어나는 기름을 버짐에 문질러 발라 주면 버짐이 차차 없어진다.

 ※ 앞에서도 설명했지만, 참깨를 볶아서 짠 기름을 우리는 보통 참기름이라고 한다. 그래서 참기름이라 하면 고소하고 맛있는 기름을 연상한다. 이 참기름은 식용이 목적이고, 치료에 쓰이는 참기름은 이와는 달리, 참깨를 볶지 않고 날로 짠 기름이다. 치료에 쓰는 참기름은 날(생)참기름이다.

69 ▪ 변비로 고생하는 사람은

대변을 날마다 규칙적으로 누는 것이 정상이고 바람직스러우나, 이틀에 한 번을 누고 사흘에 한 번을 누더라도 고통스럽지 않고, 생활하는 데에 아무런 지장만 없으면 상관없다. 그러나 대변이 마려우면서도 나오지 않거나, 그로 말미암아 머리가 아프거나, 속이 더부룩하여 늘 마음이 편치 않은 증세, 이것이 변비이다. 그러므로 변비란 대변이 마려우면서도 나오지 않는 일이 여러 날 계속되는 상태를 가리키는 말이다.

우선 변비에 좋은 식품으로는 다음과 같은 것이 있다.

고구마·감자·토란·우엉·당근·무·죽순·머위·다시마·미역·모자반·무화과·사과…….

1. 아침 공복에 당근즙이나 사과즙을 1컵씩 마신다.
2. 다시마를 달인 물을 날마다 식전에 한 컵씩 마시는 방법도 있다.

3. 현미를 볶아 빻아서 가루를 찻숟가락으로 2개씩 찻잔에 넣고, 소금(천일염)을 조금 친 다음, 끓인 물을 부어서 하루에 2~3번 마신다.
4. 매실절임(일본말; 우매보시: 백화점 식품부에서도 판다)을 하루에 하나씩 날마다 먹고 있으면 저절로 풀린다.
5. 해바라기씨를 햇볕에 바짝 말려서 빻은 가루를 한 번에 0.5g씩 하루에 3번씩 먹으면, 심한 변비도 잘 풀린다. 통변이 될 때까지 하루에 3번 먹기를 계속한다.
6. 결명자를 매우 볶아 가루로 만든 다음, 식후에 작은 찻숟가락으로 하나씩 미지근한 물로 마신다.(찬물로 마셔도 좋다.) 통변이 될 때까지 계속한다.
7. 식후에 찐 사과 1개씩을 먹는다.

   ※ 사과 찌는 법: 사과 꼭지를 둘러 뽑은 다음 속(씨가 있는 부분)을 훑어 내고 꿀이나 흑설탕을 채우고 나서 꼭지를 끼워 막고 이쑤시개로 고정시킨 다음 찜통에 30~40분간 찐다. 사과 여러 개를 한꺼번에 찜통 용량대로 쪄서 냉장고에 넣어 두고, 수시로 한 숟가락씩 떠먹는 것도 좋은 방법이다.
8. 매일 조석으로 식후에 미나리즙을 1컵씩 마신다.
9. 생오디(뽕나무 열매)는 40g, 말린 오디면 13g을 달여서 그 물을 마신다. 장복을 하면 묵은 변비도 낫는다. 까맣게 익은 오디는 우리 몸에 매우 이롭다.
10. 소자죽(차조기의 씨)을 통변이 될 때까지 먹는다.
11. 마자인(삼씨의 껍질을 벗긴 것)과 소자(차조기의 씨) 각각

2홉을 잘 씻어서 찧은 다음, 물을 1사발 부어 개어 즙을 짜서 2등분하여, 반은 아침 식전에, 반은 저녁 취침 전에 따끈하게 데워서 마신다. 효험이 있을 때까지 계속한다.

12. 땅콩을 한 줌 먹어 보시라. 너무 많이 먹는 것은 좋지 않다.(과다하면 코피가 난다.)

13. 우엉·당근·양파 등의 튀김이나 이것들과 깨소금·유부·무청을 섞어 참기름에 볶은 것, 또는 모자반과 유부를 썰어 섞어 볶은 것, 삶은 팥, 마늘장아찌 등을 먹어도 효과가 나타난다.

14. 현미에 팥을 두어 지은 밥에 깨소금을 뿌려서 먹고, 반찬으로 우엉·다시마·완두콩(깍지째)볶음을 해 먹는다.

※ 6)의 결명자 요법은 아무리 완고한 변비에도 통한다. 대개는 한 번에 통변이 되지만, 3일 이상 걸리는 일은 거의 없다.

15. 깨소금을 찻숟가락으로 2개 반 컵의 물에 타서 날마다 식전에 마시면 뒤탈 없이 변비가 낫는다.

70 ▪ 복수(腹水)가 찼을 때에는

뱃속에 물이 차므로 배가 자꾸만 불러 온다. 물이 많이 괴면 가로막(橫隔膜)이 가슴 쪽으로 밀리므로, 심장과 허파가 압박되어 가슴이 벌렁거리고 숨이 찬다. 복막염으로 복수가 찼을 때에는 아프고 열이 나지만, 그 밖의 원인으로 생기는 복수는 그렇지 않으나, 어느 경우든 오줌량이 줄어든다. 복수가 차는 병에는 복막염·간장병·신장병·심장병·폐결핵·암·악성빈혈 등이 있다.
1. 호리병박 전체를 매우(8부 정도 탈 때까지) 볶아서 빻아 가루를 만들어, 매 식전에(하루에 3차례) 10g씩 막걸리나 온수로 계속 마신다.
2. 오래 묵은 무말랭이(오래될수록 좋다)를 한 움큼씩 진하게 달여서 하루에 3차례 식사 전에 한 컵씩 마시면서, 해바라기 씨를 볶아 짓찧어서 발바닥(용천혈)에 붙여 주면, 더욱 효과가 빠르다고 한다.
3. 달래 뿌리를 짓찧어 발바닥(용천혈)에 싸매 놓아도 복수가 빠진다.(마르면 갈아 준다.)
4. 꽃무릇과 피마자를 짓찧어 발바닥에 붙여도 복수가 빠진다. 하루에 2번씩 갈아 대어 주면 4~5일이면 완전히 복수가 빠지는데, 만일 10일이 지나도 낫지 않으면 이것은 체질에 안 맞는 경우이니 포기하는 것이 좋다.
5. 수박을 자주 먹거나 수박 껍질을 삶아 그 물을 자주 마신다.
6. 마늘·우렁이·차전자(질경이씨)를 같은 분량으로 한 데 넣고 볶아 고약같이 만들어서 배꼽에 붙여 두면 복수가 빠진다고 전해져 오고 있다.

71. 복통(배가 아플 때)에는

복통을 일으키는 원인은 다양하다. 따라서 그 원인에 따라 처치방법도 각각 다를 수밖에 없다.

1. 급·만성위장병으로 일어난 복통 : 이질풀 20g에 물 한 사발을 부어 달여서 반이 되면 4~5회에 나누어서 마신다.
2. 장염으로 생긴 복통 : 공복에 매실주를 1~2잔 마신다.
3. 위장병으로 생긴 복통 : 매실식초를 1술잔(소주잔으로) 물에 타서 공복에 마시면 통증이 멎고 설사도 멎는다. 하루에 2~3번 마신다.
4. 배꼽 주위가 아프거나 침을 흘릴 때 : 회충 때문에 일어나는 복통이지만 지금은 거의 볼 수 없다. 해인초 20g을, 한 홉 물이 반 홉이 되게 달여 하루에 3번씩 식전 1시간에 마셨다. 촌충으로 생기는 복통일 때는, 대변에 벌레가 섞여 나오므로 확실하게 알 수가 있었다. 이때에는 비자(榧子)를 껍질째로 볶아 껍질을 벗긴 것을 하루에 60cc(약 3.3작)씩 먹었다. 이것을 1되가량 먹었을 때쯤이면 다 나았다.
5. 가슴이 답답하고 속이 메스꺼우면서 배가 살살 아플 때는 체했기가 쉽다. 손가락을 목에 넣어 토하거나, 피마자기름을 먹고 설사를 하면 시원해진다.
6. 이유 없이 아랫배가 살살 아플 때에는 멥쌀 1홉으로 죽을 쑤어 먹는다.

72 ■ 볼거리(流行性耳下腺炎: 항아리손님)에는

한 쪽 또는 양쪽 귀 밑에 망울이 생기고, 이어서 볼까지 부으며, 때로는 턱밑까지도 부기가 퍼진다. 환부를 누르면 아프며, 무엇을 씹거나 삼키는 데에 곤란을 느낀다. 부기는 2~3일이 고비이고 그동안 열도 나서 아프다.

1. 무즙을 많이 만들어 헝겊에 싸서 환부에 붙여 준다.
2. 귓속까지 아플 때에는 피마자기름을 2~3 방울 귀에 떨어뜨리고 솜으로 막아 둔다. 그리고 그 위를 얼음으로 식혀 주면 좋다.
3. 무즙을 짜서 2~3 방울 귓속에 떨어뜨려 주고, 솜으로 막은 뒤에, 그 위를 얼음으로 식혀 주면 좋다.
4. 토란 껍질을 두껍게 벗기고 강판에 갈아, 같은 분량의 밀가루를 부어 반죽을 할 때에, 이 2가지 분량의 1/10의 생강을 갈아서 여기에 섞는다. 이것을 환부 전체를 덮을 만한 크기의 헝겊에, 두께 6mm 정도로 펴고 그 위를 한지나 헝겊으로 덮어 환부에 붙여 싸매 두면 이틀쯤이면 부기가 삭는다.

73. 볼(얼굴)에 생긴 종기(면정: 面疔)에는

1. 팥가루를 꿀에 개어 붙인다.(하룻밤 사이에 감쪽같이 낫는 수가 있다.)
2. 팥가루를 달걀흰자에 개어 바르든가, 식초에 개어서 발라도 효과를 본다고 한다.

74. 부딪치거나 삐었을 때에는

무엇에 부딪치거나 얻어맞아서 붓거나 멍든 것이 타박상이다. 그 자리가 붓고 아프며, 부위에 따라서 아픔도 갖가지이다. 내출혈이 있을 때를 우리는 흔히 멍들었다고 하는데, 그 부위는 자색(보라색)으로 변하고 열이 나는 느낌이다(화끈거린다).

머리를 얻어맞았을 때에는, 흔히 뇌진탕을 일으킨다. 두개(頭蓋) 내에 출혈이 있을 때에는 메스껍고, 때로는 의식을 잃는 수도 있다.

삐었을 때는, 국부의 통증이나 붓는 상태는 타박상 때와 비슷하나, 다친 곳이 관절 부위이므로 통증 때문에 관절을 움직이기가 어렵게 된다. 관절을 틀면 몹시 아프다. 관절 내에 출혈이 있을 때에는 관절 전체가 붓고 아프다.

1. 무를 강판에 갈아서 거즈에 펴서 환부에 붙여 두고, 마르면 새 것으로 갈아 준다.
2. 토란과 생강을 같은 분량 강판에 갈아서 즙을 만들어 헝겊에 펴서 환부에 붙여 둔다.
3. 생참기름을 환부에 바르는 것도 좋다.
4. 치자(梔子)를 빻아 가루를 만들고, 밀가루를 섞어 반죽을 한 다음, 헝겊에 두껍게 펴서 환부에 붙여 두면 낫는다.
5. 밀가루를 식초로 반죽하여 비닐에 펴서 붙여 두면 통증이 가라앉는다.
6. 부추를 짓찧어 비닐에 펴서 환부에 붙여 두는 것도 좋다.
7. 찹쌀밥을 짓찧어, 하루에 2번씩 바꿔 붙이는 방법도 있다.
8. 녹두를 볶아 반죽을 하여 헝겊에 펴서 환부에 붙여 두는 방법도 있다.
9. 도인(桃仁: 복숭아의 속씨)을 껍질째로 짓찧어 생참기름으로 개어서 고약처럼 만들어서 바르면 신통하게 잘 낫는다.

75. 부스럼으로 속을 썩이는 사람은

1. 꽈리를 짓찧어 붙이면 곧 낫는다.
2. 민들레를 짓찧어 즙을 내어 바르면 잘 낫는다.
3. 수세미오이 또는 수세미 덩굴과 뿌리를 태워 가루를 만들어 생참기름으로 개어 바르면 된다. 곪거나 구멍이 났을 때에는 마른 가루를 바르는 것이 좋다.
4. 녹두와 검은콩을 20g씩, 여기에 감초 12g을 넣고 물 두 사발을 부어서 달여 한 사발이 되면, 하루에 3번으로 나누어 마시기를 계속하면 된다.
5. 생가지를 짓찧어 종기 난 곳에 바fms다. 그리고 가지 삶은 물을 자주 마셔도 효과를 본다.
6. 배추씨를 짓찧어서 발라도 효과가 있다.
7. 파뿌리 2~3개를 꿀을 넣고 짓찧어, 식초를 한 방울 떨어뜨려 발라도 효과를 본다.
8. 다리에 난 종기에는 무껍질을 벗겨서 삶은 것을 식혀서(그 무껍질을) 붙이면 낫는다. 하루 3~5회씩 바꾸어 붙이는데, 다 나을 때까지 계속한다.
9. 건강(말린 생강)을 빻은 가루를 식초에 풀처럼 개어서 바르면 낫는다고 한다.

76. 불면증인 사람은

근심되는 일이나 걱정거리가 있을 때, 잠이 잘 오지 않는 것은,

일시적인 현상이므로 불면증이라고는 하지 않는다. 불면을 가져오는 것은 대개가 신경성질환이다.

고혈압·발열·동통·가려움증·기침·코막힘 등은 다 불면증의 원인이 될 수가 있다. 또한 주위의 소음, 생활의 불규칙 등 생활환경의 부조화도 불면증의 원인이 된다.

좀처럼 잠이 들지 않을 뿐만 아니라, 잠들었다가도 곧 깨거나, 얕은 잠으로 깊이 잠들지 못하고 잠깐씩 자는 둥 마는 둥 하다가, 밤새도록 잔 것 같지가 않은 상태가 지속되면, 머리가 무겁고 아프기도 하고, 어깨도 결리고, 피로가 풀리지 않으며, 주의력이 집중되지 않는 등 매우 고통스럽다. 이것이 불면증이다. 우선 원인을 알면 그 원인을 제거하고, 절도 있는 생활을 하며, 술·담배·커피·차·향신료 등 자극성이 있는 것을 피하며, 과식을 해서는 안 된다. 발을 따뜻하게 하고 적당한 운동을 한다.

1. 사과를 식초를 탄 물로 잘 씻어서 매 식후에 1개씩 껍질째 오래 씹어 먹으면 좋다.
2. 대추 한 움큼(대략 15개)과 쪽파(뿌리까지) 7개에 물 3사발을 부어 끓여서, 1사발이 되거든 식혀 다 마시면 된다.
3. 매 식후마다 호두(속껍질째)를 3개씩 계속 먹으면 효과를 본다.
4. 연밥 껍질을 벗기고 속심을 뺀 것 30알과, 용안육(龍眼肉) 120g을 물 6사발로 달여, 2사발이 되면 3등분하여 매 끼니 후에 따끈하게 데워서 마시되, 심한 사람은 여기에 백합(조개)과 산조인(멧대추씨의 알맹이: 한약방에서 판다)을 각각 75g씩 더 넣어서 달여 마시면 된다.

5. 잣 21알·호두 3개·대추 5개를 물 2사발에 달여 1사발이 되게 하여, 꿀이나 설탕을 타서 장복한다.(계속 마신다.)
6. 양파를 채치고, 사과식초와 생참기름을 한 방울 떨어뜨리고 꿀을 타서 먹는다.
7. 양파나 마늘을 껍질을 벗겨 강판에 갈아서 머리맡에 놓아두고 자면 잠이 잘 온다.
8. 양동이에 10cm쯤 따뜻한 물을 붓고 양 발을 담근 뒤, 뜨거운 물을 서서히 부어 견딜만한 온도에서 20분쯤 지난 뒤에, 닦고 자면 잠이 잘 온다.
9. 발바닥 용천혈을 3분 쯤 세게 문지른 후 자면 잠이 잘 온다.
10. 산조인 40g을 볶아서 가루를 만들어 4g씩 댓잎(竹葉)을 달인 따뜻한 물로 마신다.
11. 칡즙을 취침 전에 반 컵씩 마신다.
12. 죽여(竹茹)를 한 번에 15g씩 달여 마신다.
13. 붕어를 고아 놓고 그 국물을 한 탕기씩 마신다.
14. 숙지황 36g과 구기자 13g을 함께 물 한 사발이 반이 되게 달여 마신다.
15. 매일 세 끼니, 식전에 당근 한 개를 날로 잘 씹어 먹어도 좋다.

77 ▪ 불임인 사람은

살구꽃과 복숭아꽃을 많이 따다가 말려 가루로 만들어 매 식간에 8g씩 복용해 보시라.(설사 임신을 못 하더라도 얼굴이 매우 아름다워질 것이다.)

※ 이 꽃잎 가루 12g을 넣고 삶은 물로 세수를 하면 얼굴이 고와진다.

78 ▪ 비듬의 해결책은

비듬에 좋다는 약도 있고 세제도 많으나, 집에서 손쉽게 할 수 있는 방법은 이렇다.
1. 우엉 잎을 찢어 짜서 즙을 내어 달여서 고약처럼 된 것을 머리 밑에 발라 보시라.
2. 약국에 가서 액체효소와 알코올을 사다가 1:10의 비율로 희석하여 머리를 감은 뒤, 잘 말려서 머리 밑을 마사지하면서 골고루 문질러 발라 주면, 사흘이면 효과를 보는 것으로 되어 있다.

79 ▪ 비만을 막으려면(살이 안 찌게 하는 법)

요즈음 살빼기가 세계적인 관심사이다. 살이 찐 사람은 그 살을 빼기 위해서이고 그렇지 않은 사람도 날씬해지기 위해서이다. 그 밖에 또 너무 살이 쪄서 고생하는 사람도 많다. 그러나 살이 찐다는 것은 지극히 산술적인 이치가 아니겠는가?

병적으로 부은 사람 말고는, 대개가 섭취하는 양분보다 소비하는 양분이 적기 때문에 잉여분이 체내에 축적되기 때문인 것이다.

이론적인 설명은 그만두고, 살이 찌지 않게 하는 방법을 알아보자.

1. 먼저 자기의 양이 얼마쯤인가를 밥그릇으로 대중하여 기준을 정해 두고, 밥과 반찬을 합해서 다른 그릇에 모두 담았을 때 어느 만큼인가를 확인해 두고, 매 끼니 때 그 양을 덜 먹을망정 초과하지 않도록 한다. 예를 들면 밥그릇에 1/4만큼 밥을 담고 거기에 김치, 찌개, 샐러드, 등을 얹어 비볐을 때, 그 그릇의 3/4이 되었을 때가 가장 편하게 지낼 수 있는 양이라면, 언제나 이런 대중으로 식사를 한다.

   물론 씹는 횟수를 일정하게는 제한할 수 없다 하더라도, 덜 씹힌 것은 절대로 삼키지 않도록 한다면 대체로 과식을 하거나, 체하거나 위장장해를 일으키는 일은 없을 것이다.

2. 지금 살찐 상태가 알맞다면, 그대로 유지하기 위해서 노력하면 되지 않겠는가?

   끼니 때 이외의 군것질이나 저녁 식사 이후에는 극단적으로는 물도 마시지 않는다는 식으로 절제를 해보시라.

3. 지금보다 살을 빼야 한다면 우선 먹는 양을 지금보다 줄여야 한다. 물론 규칙적인 운동을 계속해야 한다는 것은 말할 필요도 없다. 줄이는 양이나 운동 시간과 그 양은, 살을 빼려는 정도에 따라 본인이 정해서 적어도 3주일은 계속해 보고 가감하도록 한다.

4. 식욕이 왕성해서 먹고 돌아서면 또 먹고 싶다면, 이는 절대적인 결단을 요한다. 우선 식욕을 억제해야 하므로 이때는 피나는 노력이 필요하다. 무엇보다도 군것질은 금물이고

콜라·커피·주스 따위도 일절 금해야 한다. 특히 일몰 이후에는 물도 안 마신다는 각오가 필요하다.

5. 그래도 살이 찌거든 매 식사 후에 미나리즙을 반 컵씩만 마셔 보시라.

※ 결국은 적게 먹고 땀을 많이 흘리도록 몸을 움직이면 된다. 이렇게 하고 있는 사람 중에 살찐 사람은 없다.

일정한 양(양이 덜 차게)을, 일정한 시각에, 잘 씹어서 먹고, 규칙적인 운동을 하고 있으면, 우리 몸은 언제나 건강하고 날씬한 형태를 유지하게 되어 있다.

살 빼는 약 따위는 절대로 쓸 생각을 하지 말고, 자기 자신과 잘 상의해 보기 바란다.

80 ▪ 빈혈증에는

얼굴이 핼쑥하고 온 몸에 힘이 없는 사람은 빈혈증을 의심해 볼 필요가 있다.

빈혈증이 있으면 안색이 창백하고, 온 몸의 살갗이 황백색을 띠고, 두통이 나고, 잠이 오며, 입맛이 떨어지고, 권태감이 생기며, 움직이기가 싫어진다.

1. 이로운 식품 : 당근·시금치·팥·다시마·검정 콩·검은 깨·미역·토마토·무청·셀러리·파슬리·상치·컴프리·양배추·포도·쇠간(牛肝)·미꾸라지·해삼·전복 등등.
2. 딸기를 많이 먹는다.
3. 매일 조석으로 당근즙을 1잔씩 마신다.

4. 상치를 많이 먹도록 한다.
5. 시금치에는 철분이 많이 들어 있으므로 자주 먹으면 좋다.
6. 검은콩을 볶아서 먹으면 이롭다.
7. 취침 전에 포도주를 한 잔씩 마시는 것도 좋다.
8. 인삼을 달여서 하루에 3번씩 마신다.
9. 시금치 즙을 하루에 2~3회씩 차 마시듯이 마시면, 빈혈로 생기는 두통이 멎는다.
10. 난유(계란기름)를 컵에 5방울 떨어뜨리고, 물을 1/3쯤 부어 휘저어서 마셔 본다.
11. 조석으로 매실정(梅實精: 烏梅膏, 매실익스트랙트)을 마셔 보시라.(오매고 한 찻숟가락을 컵에 넣고 물을 타서)

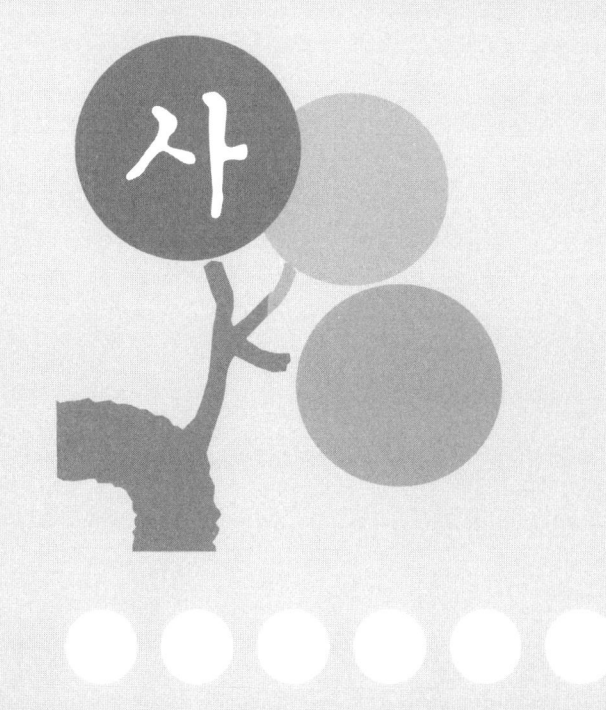

81 ▪ 사마귀·무사마귀에는

한마디로 사마귀라고 해도 마른 사마귀·무사마귀 등 여러 종류가 있다. 살갗에 팥알만 한 것이 희스름하게 변하는 것이 있는가 하면, 약간 붉어져 나온 것도 있고, 아주 도톰하게 튀어나온 것, 또는 제법 콩알만한 것이 돋아나온 것, 아니면 자잘한 것들이 줄을 이어 돋아난 것 등등이 있는데, 어쨌거나 이것들은 건드리거나 신경이 쓰여 집적거리면 점점 커진다는 공통점이 있다.

신경을 쓰지 말고 내버려 두거나, 다음과 같은 방법을 써 보시라. 정 안 되는 것은 피부과에 가서 수술을 하는 수밖에 도리가 없다. 필자의 경험으로는 무관심하게 방치하는 것이 제일 좋았고, 정녕 방치하기가 거북한 자리면 수술 이외의 방법은 없는데, 수술을 해도 감쪽같이 흔적이 없어지지는 않는다. 결과적으로는 민간요법이 가장 자연스럽다는 얘기가 된다.

1. 율무 밥알을 으깨어서 붙여 두기를 거듭하다가 보면 어느 틈엔가 없어진다.
2. 생토란을 납작하게 썰어서 자주 문질러 주면, 신기하게도 차차 작아지다가 나중에는 없어진다.
3. 씀바귀 줄기에서 나오는 흰 액즙을 자주 바르다 보면, 어느 틈엔가 없어진다.

82 ▪ 생선가시가 목에 걸렸을 때에는

증명이 되지 않지만, 통마늘로 코를 막으면 나오는 수가 있다고 전해져 온다. 먹던 가시를 머리에 올려놓고 밥을 먹는다.

83 • 생인손을 앓을 때에는

손가락이 부어서 벌겋게 되며, 욱신거리며 아프다. 때로는 손가락이 막대기처럼 뻣뻣하고 굵어지기도 한다. 밤에는 아파서 잠을 이루지 못하는 수도 있다. 그냥 두면, 나중에는 손가락을 잘라야 하게 된다. 발에 생기는 것은 생인발이라고 한다.

1. 미꾸라지의 배를 갈라, 뼈를 발라내고 껍질쪽을 손가락에 대고 감아 두고, 마르면 갈아 준다. 이렇게 해도 낫지 않는 것은 병원에 가서 수술을 해야 된다.
2. 삼나무(杉木)의 새잎(새순)을 따서 달여 그 물에 담그면 통증이 멎고 부기가 삭는다고 한다.
3. 토란을 갈아서 밀가루로 반죽을 하여 한지에 펴 환부에 감아 두고, 마르면 갈아 준다.
4. 대하(큰 새우)를 새까맣게 구워 가루를 만들어, 밥풀로 으깬 다음 거즈에 발라서 감아 두고, 마르면 갈아 대어준다.
5. 지렁이를 통째로 환부에 감고 그 위를 붕대로 감아 두면 4~5시간으로 통증이 멎고 속히 낫는다고 한다.

84 • 설사가 안 멎을 때에는

설사에도 여러 종류가 있다. 원인에 따라 대변의 상태도 각양각색이다. 어떻든 대부분은 장에 탈이 난 때문이다. 체해서 나오는 설사는 억지로 막으려 해서는 안 된다. 설사도 만성일 경우에는 따뜻하게 데운 음식을 먹고, 잘 씹어 삼키는 일이 중요하다. 배탈이 났을 때는 어느 경우이든 굶는 게 제일 좋은 방법이지만, 설사를 멎게 하는 방법은 가지가지이고, 체질에 따라 증세에 따라 각각 다르다.

1. 구운 밤 20~30개를 한 번에 꼭꼭 씹어서 먹으면 낫는다.
2. 송화가루와 참숯가루를 1:1로 섞어서 한 숟가락씩 식후에 먹으면 낫는다.
3. 완두를 삶아 완두죽을 쑤어, 흑설탕을 타서 식전에 1찻잔씩 먹어도 멎는다.
4. 양파 1개를 삶아 그 물을 마시면 신기하게 듣는다.
5. 찹쌀풀 1공기에 꿀 1숟가락, 달걀흰자 1개를 넣고 고루 저어 먹으면 낫는다고 한다.
6. 설사가 계속될 때에는 찹쌀을 누르스름하게 볶아서 빻아 가루를 내어 설탕물에 알맞게 타서 먹어도 된다.
7. 두부를 식초에 달여 먹는다.
8. 생강을 껍질째 썰어 달여서 차 마시듯이 수시로 마신다.
9. 돌미나리를 몇 단 구해다가 즙을 내어 냉장고에 보관해 두고, 조석으로 1공기씩 마신다.
10. 차전자(질경이씨)를 볶아 갈아서 한 번에 8g씩 넣어 미음을 쑤어 먹는다.
11. 차전자(질경이씨)를 알맞게 볶아 가루를 만들고, 정향(丁香) 역시 가루를 내어 반반씩 섞어 두고, 설사가 날 때마다 8g씩 마신다. 다른 약이 안 들을 때에 요긴하게 쓰이는데,

대개 1~2회로 완치된다고 한다.
12. 매실고(梅實膏: 매실 엑스트렉트)를 작은 찻숟가락으로 하나씩 뜨거운 물에 타서 마시면 멎는다.
13. 건강(말린 생강)을 달여 하루에 세 번 찻잔으로 한 잔씩 마셔도 듣는다.
14. 급성설사에는 마늘을 짓찧어 발바닥이나 배꼽에 붙여 준다.
15. 음식에 체하여 설사를 할 때에는 부추된장국을 끓여 먹으면 낫는다.

85 소변이 잘 나오지 않을 때에는

소변이 잘 나오지 않는 원인은 한두 가지가 아니다. 신장 즉 콩팥에 탈이 생겨서도, 오줌보 즉 방광에 고장이 생겨도, 위나 장에 이상이 생겨도 오줌이 잘 안 나오는 수가 있어, 한마디로 오줌이 잘 나오게 하는 방법은 간단치가 않다.

그러나 공통된 점은, 물을 많이 마셔야 된다는 것과 자극성이 있는 음식은 피해야 한다는 것, 피곤하지 않게 해야 한다는 것 등이다. 그리고 이뇨 효과가 있는 식품을 많이 먹어야 한다.

이뇨 효과가 있는 식품으로는 옥발(옥수수 수염)·곤약·바나나 껍질·쇠뜨기·개오동·뽕나무·감초·갈대뿌리·무즙·결명자·참외·수박 등 허다하지만, 원인을 모르고 함부로 쓸 것은 못 된다.

오줌이 잘 나오지 않을 때에는, 우선 물을 많이 마셔 보고, 옥발을 달여 마시거나 수박, 오이 등을 먹어 보는 정도는 좋으나,

여러 날 계속되어 얼굴이나 몸이 붓거나, 배가 불러 오는 경향이 있을 때에는, 속히 병원에 가서 진찰을 받아 볼 일이다.

1. 여름철이라면 참외나 수박을 많이 먹어 보고, 철이 아닌 때에는 수박껍데기를 말려 둔 것을 적당히 달여 먹어도 단순한 고장일 때에는 잘 듣는다. 또한 익은 수박에 소금을 약간 섞어 짠 수박물을 하루 세 번 한 컵씩 식간에 마시는 방법이 널리 쓰여 왔다.
2. 무를 삶아 식기 전에 된장을 찍어 먹는 방법도 있다. 또한 무로 국을 끓여 먹어도 효험이 있다.
3. 무즙 한 술잔에 물 두 잔을 부어 센 불로 끓이고, 소금 간을 하여 하루 동안에 1~1.5홉 가량 마신다.
4. 늙은 호박에 팥을 한 줌 넣고 달여서 먹어도 효과를 본다.
5. 마늘을 짓찧어 떡같이 뭉쳐서 배꼽에 붙여 둔다.
6. 파의 흰 줄기를 여러 개 썰어 배에 얹어 놓고, 손바닥(장중: 掌中)과 발바닥(용천: 湧泉)을 한참 동안 문지른다.
7. 미나리 생즙을 뜨겁게 하여 1공기씩 마시면 즉효를 본다.
8. 질경이잎 두 줌과 대파 뿌리 10개를 진하게 달여 마신다.
9. 감국을 달여 마셔 본다.
10. 질경이잎 600g을, 물 3되에 달여 반으로 줄면 한 번에 100g씩 마셔 본다.

86 ▪ 소화불량과 식욕부진에는

1. 씨를 뺀 대추를 썰어 불에 구워 말려서 가루를 만들어 두

고, 소화가 안 될 때나 식욕이 없을 때 매 식후에 한 숟가락씩 먹으면 좋다.

※ 이것을 평소에 먹고 있으면 혈행이 좋아져서 안색이 좋아진다.

2. 메밀가루 12g에 대황가루 10g을 섞어, 취침 전에 술에 타서 마셔도 된다.

87 · 손이 저릴 때에는

손가락이나 발가락이 저린 사람은 혈액 순환이 좋지 않아서 일어나는 증상이니, 조석으로 가벼운 운동을 계속하고, 민간약으로는 모과를 진하게 달여 먹으면 낫는다.

88 · 수족냉증에는

손발이나 몸의 일부가 차게 느껴지는 수가 있다. 때로는 두 군데나 세 군데가 차갑게 느껴지는 수도 있으며, 주로 손발과 허리·무릎이 차지만, 때로는 하복부(아랫배)가 차가운 수도 있다. 원인은 혈액순환의 부조화에서 오는 것이므로 혈액순환을 좋게 하고, 체온유지에 힘쓰는 게 좋은 것은 두말할 필요가 없다.

1. 마늘을 까서 2~3쪽으로 썰어 됫병에 넣고, 마늘이 잠길 만큼 소주를 부어 마개를 하여, 그늘진 곳에 두 달쯤 두면 묽은 엿빛을 띤 맑은 액체가 된다. 이것을 날마다 찻숟가락으로 1~2개씩 마시면 수족냉증이 풀린다고 한다.

2. 마늘을 까서 흑설탕을 넣고 졸여서 냉장고에 보관해 두고, 날마다 한 쪽씩 먹으면 냉증에 잘 듣는다.
3. 인진쑥(사철쑥)을 한 줌씩 3홉 물이 반이 되게 달여서 하루에 3분복하면, 효과를 얻는다.
4. 인진쑥을 한 줌 1되의 물에 삶아 그 물을 목욕탕 물에 섞어 넣고 목욕을 하면 온몸이 데워져서 냉증에 좋다고 한다.
5. 양동이에 더운 물(40°C)을 붓고 발을 담그되 복숭아뼈 위 10cm까지 잠기게 하고 물이 식으면 뜨거운 물을 부어 40°C를 유지해 가면서 10~15분씩 취침 전에 매일 실시하면, 잠도 잘 오고 수족냉증도 해소된다고 한다.

89 ▪ 숙체(宿滯: 오래된 체증)에는

메밀대를 태워 재를 만들고, 생강즙으로 녹두대로 호환(쌀풀로 녹두 크기로 환을 짓는 것)하여, 식후에 20~30알씩 먹으면 효험을 본다고 한다.

90 ▪ 술에 취해 곤드레가 되었을 때에는

집에 술꾼이 있으면 정말 골치 아프다. 본인이 굳게 결심을 하고 술을 조절하지 않는 한 집안 식구들은 늘 애를 먹고 고생을 해야 한다.

이런 때에 대비하는 방법이 있으니 술꾼을 원망하지만 말고 다음과 같이 해보면 좋다.

1. 배(梨)를 큼지막한 것 10개쯤 껍질을 벗기고 썰어 녹즙기로 즙을 짜서 냉장고에 넣어 두고, 막지(찌꺼기)는 햇볕에 말려 빻아서 가루를 만든 다음, 보관해 둔 배즙에 담가 물기를 흡수시켜 가지고 다시 햇볕에 넣어 말려 보관해 두었다가, 술꾼이 술에 취해 정신을 차리지 못할 때에, 큰 숟갈로 하나씩 끓인 물에 타서 먹이면 신기하게 깨어난다.
   안 깰 때에는 다시 한 숟가락 더 먹이면 된다.
2. 과음하여 자꾸만 토할 때에는 팥을 달여 그 물을 먹인다.

91 ■ 술이 빨리 깨게 하려면

술을 먹으면 취하기 마련인데, 그것을 모르고 술을 먹는 이는 없다. 그러나 만부득이하여 술을 마시지 않을 수가 없는 경우도 있다. 술을 마셔도 취하지 않게 하는 방법은 고작해야 다른 것으로 배를 채우는 수밖에는 없다. 그러나 그것은 취흥을 목적으로 하는 술을 마시는 목적에 어긋나서 할 일이 못 된다. 결국은 취함에서 속히 벗어나는 도리밖에 별 뾰족한 수가 없다.

1. 여름철이라면 술에 취했을 때에는 자두를 여러 개 먹으면 속히 깬다.
2. 그 밖의 계절에 대비하는 방법으로는 여름철에 자두를 많이 구해다가 씨를 빼고 썰어서 햇볕에 말려 두었다가, 이것을 적당량 달여서 마시면 술이 깬다.
3. 술이 과하여 토할 때는 실컷 토하고 나면 술이 깨게 되지만, 이때 팥을 달여 마시면 속이 풀린다.

4. 갈근즙을 마셔도 술이 깨고 갈근탕을 마셔도 술이 깬다.
5. 간밤에 과음을 하여 숙취로 고생을 할 때에도 위와 같은 방법이 잘 듣는다.

92 ▪ 숨이 막히는 듯할 때에는

무단히 가슴이 답답하고 숨이 막히는 듯할 때에는, 무를 진하게 삶아 그 물을 마시면 시원해진다.

93 ▪ 습진에는

가려워도 긁지 않는 것이 상책이다.
습진에는 급성과 만성이 있는데, 급성의 초기는 피부의 한 부분이 빨개지고 약간 가려운 정도이지만, 시간이 지나면 그것이 차차 커져서 좁쌀만 한 돌기가 생기다가 곪게 되는데, 이때가 되면 매우 가렵다. 이와 같은 상태가 계속되어 만성이 되면 그 부분이 단단하게 부어올라 암갈색을 띠게 된다. 저녁에 이불 밑으로 들어가면 가려워서 못 견딘다.
1. 원인 : 체질과 질병에서 오는 경우와 외부적인 자극에 의한 경우가 있다.
    1) 체질에서 오는 경우 : 선병질·참출성 체질·흉선림프체질 등이 있다.
    2) 질병에서 오는 경우 : 위장병·신장병·간장병·당뇨병·부인병·월경 이상·빈혈·내분비 질환 등이 그 원인병이다.

3) 외부적 자극에서 오는 경우 : 약품·화장품·강한 햇볕·온열·습기 같은 피부 자극이 원인이다.

2. 치료방법 :
   ① 무를 썰어 가려운 데에 문지르고 붙인다.
   ② 꿀 20g에 아연화(亞鉛華: 약국에서 판다)를 찐득찐득한 정도로 개어 환부에 바른다. 하루에 2번, 다시 바르기를 4~5일 계속하면 대개는 낫는다.
   ③ 개오동을 달인 물로 환부를 찜질하면 낫는다.
   ④ 개울이나 강바닥 돌에 끼인 물이끼를 걷어다가 바르면 낫는다.
   ⑤ 껍질 벗긴 도인을 노랗게 볶은 다음, 가루로 만들어 한 번에 8g씩 하루 3번씩 먹고, 환부에는 물에 개어 바른다. 또한 껍질 벗긴 도인을 삶은 물로 씻어도 효과가 있다.

94 · 식은땀이 날 때에는

몸이 허약하거나, 오래 앓아누워 있으면, 식은땀을 흘리기가 일쑤이다. 물론 근본적으로는 몸이 튼실해지거나 병이 나아야 멎는 것이지만, 우선 임시변통으로는 다음과 같은 방법이 쓰인다.

1. 온 몸을 생강 달인 물로 닦고 난 다음, 생강물에 적셔 짠 수건으로 문질러 주면, 대개 4~5일로 식은땀은 멎는다.
2. 부추 국을 끓여 따끈할 때에 훌훌 불어 가면서 마시면, 좋은 효과를 본다.
3. 마(참마, 돼지마)를 갈아서 간장을 타 매 식간마다 먹어도

효과를 본다.

4. 옥수수염을 약한 불에 1시간쯤 달인 진한 물을 한 번에 반 컵씩 하루 세 번쯤 마셔도 좋은 효과를 본다.
5. 부추 뿌리 50개에 물 2되를 부어 1되가 될 때까지 달여 놓고 수시로 마시면 된다.(효과를 볼 때까지 계속한다.)
6. 평소에 자주 식은땀이 나오는 사람은 도노(桃奴 : 떨어지지 않고 나무에서 겨울을 지낸 복숭아. 건재 약방에서 판다)를 구해다가 도노 1개에 말린 매실 2개, 파뿌리 7개를 함께 달인 물을 하루에 3번 식간에 1컵씩 마시면 효과를 본다.
7. 볶은 밀이나 쭉정이밀을 달여서 훌훌 불어가면서 1사발씩 마시면 식은땀이 멎는다.

   ※ 쭉정이밀: 껍질만 생기고 속에 알맹이가 들지 않은 참밀
8. 산조인(山棗仁)·인삼·복령(茯笭) 등을 빻아서 가루로 만들어, 각각 4g씩을 따뜻한 물로 먹는다.

95 ▪ 식중독에는

한 마디로 식중독이라지만, 무엇을 먹고 중독되었느냐에 따라 각각 다르다. 대체로 불결한 음식이나 상한 음식을 먹고 중독되는 경우가 많으나, 독성이 있는 음식물이나 특수한 체질에 안 맞는 음식물을 먹었을 때에도 중독 증상이 나타나는 수가 있다.

1. 복어를 잘못 먹었을 때에는 갈대 뿌리를 즙을 내어 먹거나, 생참기름을 찻숟가락으로 3개쯤 먹어도 된다. 또 백반 가루 10g을 끓여 마셔도 된다. 그 밖에 사람 젖을 한 공기쯤

마셔도 효과를 본다.
2. 국수 먹고 중독되었을 때에는 무즙을 한 탕기 먹어도 되고, 팥가루를 2순가락씩 물에 타서 마셔도 되며, 행인을 7개씩 짓찧어 물에 타서 마셔도 된다.
3. 생선회를 먹고 중독되었을 때에는, 생강즙을 3순가락씩 하루에 3번 마시거나, 참외꼭지 6개를 빻아 물에 타서 마시면 바로 토해 낸다.
4. 게를 먹고 중독이 되었을 때에는, 대황 30g을 물 두 사발에 달여 한 사발이 되거든 마시거나, 마늘 즙을 반 공기쯤 마셔도 되고, 차조기 달인 물을 1탕기쯤 마셔도 효과를 본다.

※ 그 밖에 다음과 같은 방법도 있다.
1. 부추즙을 만들어 마셔도 된다.
2. 생강즙 한 컵에 소금을 조금 타서 자주 마셔도 효과를 본다.
3. 여뀌를 달여 하루에 3번 한 탕기씩 마셔도 듣는 수가 있고, 생참기름을 따뜻하게 데워 한 번에 2순가락씩 마시는 방법도 있다.
4. 갈근을 즙을 내어 한 번에 2탕기씩 마시면 효과를 보는 수가 있다.

96 신경성위장장해에는

툭하면 잘 체하는 이, 신경성 위장병이 있는 사람은 혈액순환이 잘 안 되어서 이런 증상이 생긴다. 한방으로는 귀비탕을 지어 먹고, 집에서는 백출(삽주뿌리)과 대추를 각각 한 줌씩 달여 먹으면 잘 듣는다.

97 ▪ 신경쇠약에는

극도로 신경이 쇠약했을 때에는 다음과 같이 한다.
1. 가만히 누워 있을 것.
2. 일체 신경을 쓰지 말 것.
3. 아티반을 아침에는 0.5mg 1알, 저녁에는 1mg를 1알씩 먹어 본다.
4. 현미에 보리쌀을 반씩 섞고, 검은콩을 적당량 두어서 밥을 지어 먹고, 식간에 잣죽을 한 공기씩 먹는다.
5. 뽕잎 3~4주먹에 물 3사발을 부어 2사발이 되게 달여서 차 마시듯이 이틀에 걸쳐서 마신다.
6. 조석으로 청심환을 1개씩 먹는다.
7. 창출(삽주뿌리) 20g을 약탕관에 넣고, 물 2홉을 부어 반이 되게 달여서, 식간에 3분복하면 낫는다고 한다.
8. 매일 3차례 식전에, 그리고 취침 전에 호두를 3개씩 먹는다. 신경질이 있는 어린이에게는 매일 조석으로 호두 1개씩을 장복시키면 신경질이 해소되며, 머리가 좋아진다.

98 ▪ 신경통에는

한 마디로 신경통이라 하지만 신경통에는 삼차(三叉)신경통·

늑간(肋間)신경통·좌골(坐骨)신경통 등 여러 종류가 있다.
1. 증상
   1) 삼차신경통 : 얼굴에 송곳으로 찌르는 것 같은 통증이 갑자기 생기며, 그것이 차차 퍼져서 뒷머리·목덜미·어깨까지 퍼진다.
   2) 늑간신경통 : 한쪽 갈비뼈가 발작적으로 아프기 시작하여 겨드랑이 또는 등 쪽까지 아픔이 이동한다.
   3) 좌골신경통 : 엉덩이에서 허벅지의 뒤쪽, 오금에 이르기까지 압통이 생기고, 그것이 장단지에서 발까지 뻗는다. 차게 하거나 걸음을 걸으면 한층 더 아프다.
2. 원인
   1) 삼차신경통 : 감기·충치 등.
   2) 늑골신경통 : 흉부질환·흉부타박 등
   3) 좌골신경통 : 자궁병·당뇨병·척추디스크(추간판돌출증)·과로·수면부족·정신적 불안·변비 등과, 갑작스런 날씨의 변화, 온도의 급냉·급변 등이 이런 증상을 유발한다.
3. 치료 방법
   1) 원인병을 치료한다.
   2) 추위와 습기를 피하고 몸을 따뜻하게 한다.
   3) 심신의 과로를 피한다.
   4) 술과 담배를 금한다.
   5) 자극성이 있는 향신료를 금한다.
   6) 육류·계란·백설탕 등 강한 산성식품을 제한한다.
   7) 야채·해조류·과일 등 알칼리성식품을 많이 섭취한다.

8) 현미를 주식으로 한다.
9) 비타민 B_1이 풍부한 식품을 섭취한다.
10) 충분히 잠을 잔다.
11) 가정에서 할 수 있는 치료법

① 생강즙에 갈분과 설탕을 타고 끓인 물을 부어 마신다.

② 흑설탕 200g에 달걀흰자 반 개 분을 넣고 물 4홉을 부어 약한 불에 얹어 설탕이 녹으면 불을 세게 한다. 끓으면 다시 불을 낮추어서 20분가량 두었다가 떠오른 것을 건져 내고, 하루에 2번씩 먹는다.

③ 뽕나무 잔가지를 잘게 썰어서 25g, 결명자 20g을 물 4홉에 달여 3홉이 되거든 하루에 3번, 식후에 마신다.

④ 치자(梔子) 5개에 죽순 껍데기를 잘게 썰어 적당량 넣고, 약탕관에 은근히 달여 물빛이 샛노래지면, 하루에 여러 차례 마신다.

⑤ 식초를 냄비에 붓고 불에 얹어 끓으면, 대파의 흰 부분을 큼직하게 썰어 넣고, 다시 한 번 더 끓인 후에, 타월을 적셔 짜서 환부에 찜질을 한다.

⑥ 토란 3개를 껍질을 벗기고, 생강 작은 것 1개와 같이 강판에 갈아서, 그와 같은 양의 밀가루로 반죽을 하여 유지(기름종이)에 펴서, 자기 전에 환부에 안티플라민을 바르고 그 위에 붙인다.

⑦ 율무쌀과 부자를 3:2로 볶아서 제분하여 두고, 하루에 3번, 1번에 4g씩 미지근한 물로 마신다.

⑧ 녹두 21g, 후추 14g을 가루로 만들어 한 번에 2g씩 뜨

거운 물에 타서 마신다.

99 ▪ 신장결석에는

신장결석·요관결석·방광결석·요도결석 등을 통틀어서 요로결석이라고 한다. 어느 것이나 갑자기 욱신거리며 심한 통증이 일어난다. 신장결석은 윗배의 옆쪽이, 요관결석은 옆쪽 배에서 방광 쪽으로, 방광결석인 경우는 아랫배의 중앙이, 요도결석은 요도 부위가 각각 배뇨시에 몹시 아프다.

이것은 결석이 좁은 곳에 끼었을 때 일어나는 통증으로, 넓은 곳으로 나가 버리면 통증은 없어진다. 통증이 있을 때에는 오줌에 피가 섞여 나오는 수가 있다.

1. 물을 많이 마시고 계단을 오르내린다.
2. 맥주를 마시고 물구나무서기를 자주 한다.
3. 율무쌀을 달인 물을 하루에 3번씩 식간에 뜨겁게 데워 1컵씩 마신다.

※ 통증이 심해서 참을 수가 없으면, 병원에 가서 응급처치를 해야 할 것은 말할 나위도 없다.

100 ▪ 신장염(신염)에는

신장염에는 급성과 만성 두 가지가 있는데, 그 증상은 다음과 같다.

1. 급성신장염 : 열이 조금 나고 입맛이 없으며, 입이 마르고

허리가 아프며, 전신이 노곤하고, 얼굴과 눈꺼풀에 부기가 생기며, 오줌이 잘 나오지 않거나 피가 섞여 나온다. 대개 혈압이 조금 올라가는데, 이 세 가지(부종, 소변이상, 혈압 상승)가 신장염의 3대 특징이다.

1) 갈대 뿌리를 캐서 15~20g을 2홉 물이 반이 되게 달여 마시면, 한두 번으로 효과를 보는 수가 있다.
2) 무즙에 타월을 적셔 짜서 조석으로 온 몸을 닦으면 부기가 빠진다.

2. 만성신장염 : 단백뇨(오줌에 단백질이 섞여 나오는 증세)가 나올 뿐, 자각 증상이 없는 경우도 있으나, 대개는 부종·빈혈·혈압항진 등이 있으며, 오줌의 양이 줄고 암홍색(暗紅色)을 띠며, 매우 혼탁하다.

1) 옥발(옥수수 수염) 말린 것을 한 줌, 5홉 물에 반이 되게 달여서, 차 마시듯이 마시면 효과를 본다. 옥수수를 삶은 물을 마셔도 효과가 있다.
2) 곤약을 적당히 요리해서 날마다 먹어도 효험을 본다.
3) 수박을 많이 먹으면, 이뇨 효과를 얻는다.
4) 바나나 껍질(2개분)을 그것이 잠길 만큼의 물에 달여서, 그 물을 마시면, 오줌이 나오고 부기가 빠진다.
5) 덩굴광대수염(병꽃풀)을 달여서 차 마시듯이 마신다.
6) 방기(防己)를 한 줌 2홉 물이 반이 되게 달여서 차 마시듯이 마신다.
7) 개오동(열매·잎)과 결명자를 함께 달여 차 마시듯이 마신다.

8) 뽕나무를 껍질째 깎은 것 한 줌에, 감초를 조금 넣어 2홉 물이 반이 되게 달여서 차 마시듯이 마신다.
9) 상륙(商陸: 자리공) 4g을 한 홉 반의 물이 한 홉이 되게 달여서 하루에 3분복한다.
10) 개오동 열매 12g, 옥수수 50알, 검정콩 20알을 2홉 반의 물이 반이 되게 달여서 하루에 3분복한다.
11) 차풀을 1.5cm 길이로 썰어서 프라이팬에 연기가 나도록 볶아, 찻잔에 적당량 넣고 열탕(끓는 물)을 부어 우려 마신다.
12) 석산 뿌리를 강판에 갈아 양쪽 발바닥에 붙이고 붕대로 감아 두면, 하룻밤 사이에 부기가 빠진다고 한다.

101 ▪ 심근경색증에는

관상동맥의 경화(硬化)로 인한 혈관의 연축(늘어나거나 줄어드는 것)이란 갑자기 일어나는데, 안면이 창백해지고, 입술은 보라색이 되며, 메스꺼워진다. 가슴이 죄여오듯 몹시 아프다. 맥박은 부정하고, 적어도 한나절이나 2~3일간 통증이 계속된다. 이럴 때에는 절대안정이 필요하다. 설불리 손대지 말고 속히 병원으로 가야한다.

부득이할 때(예를 들어 시골에서 병원이나 보건소에도 갈 수 없이 위급할 때)에는 다음과 같이 해 보시라.
1. 솔잎을 짓찧어 즙을 내거나, 그것이 어려울 때에는 솔잎을 짓찧은 것에 물을 조금 부어 버무려 헝겊으로 짜서 솔 물

을 받아, 이것을 하루 세 번 식전에 조금씩 마신다.
2. 현대의학에서는, 심근경색증은 가벼운 때라도 1주일은 절대안정이 필요하다고 하는 병이다. 막힌 혈관이 실핏줄이라면 괜찮지만, 그것이 동맥이라면 설사 위기는 넘겼더라도 다시 혈관이 막히지 않게 항응혈제를 복용시켜야 한다. 민간요법에는 이와 같은 처치방법이 없다. 가벼운 증상이 아닌 경우에는 민간요법에 의존할 일이 못 된다.

102 · 심장병에는

우리 몸을 형성하고 있는 기관에서 어느 것은 중요하고, 어느 것은 중요하지 않은 것이 있을 리 없지만, 그 어느 것이나 고장이 생기고 이상이 일어나면 곧 건강에 영향을 미치고 활동하는 데에 지장이 생긴다.

그러나 그 중에서도 특히 중요한 것이 두 가지가 있다. 그 하나는 숨을 쉬는 허파이고, 또 하나는 혈액을 순환시키는 심장이다. 이 둘 중에 어느 한 기관이라도 활동을 멈춘다면, 우리 몸은 곧바로 생명이 끊어진다. 그렇게 중요한 기관인 허파와 심장 중에서, 심장에 대한 얘기를 해 보자. 심장에 고장이 생기는 원인에는 여러 가지가 있는데, 차례차례 풀어 나가기로 한다.

1. 심장내막염(심내막염) : 이것에는 단순성·급성·아급성 등의 종류가 있다. 단순성은 심장 부위에 통증이 있고, 압박감을 느끼며, 미열이 나는 수가 많다. 병이 깊어지면 빈혈·치아노제(Zyanose: 손톱이나 입술 등 사지의 말단 부분에 피가

맺혀 검푸르게 보이는 증세)·호흡곤란·부정맥 등이 일어난다.

급성은 갑자기 고열·빈혈·피부나 점막에 자잘한 출혈이 일어난다.

아급성인 경우는, 서서히 발병하여 미열이 계속되고, 관절통·출혈반(出血斑)등이 생긴다. 또한 손·발가락에 통증을 수반하는 작은 결절(結節)이 생긴다.

그 경과는, 일진일퇴하다가 깊어지면 심기능부전(心機能不全)에 이른다.

이러한 현상이 일어날 때에는

1) 연근즙을 술잔으로 한 잔씩 매 식간에 복용하기를 3개월쯤 계속하면 효과가 나타난다.
2) 당근즙을 매일 한 컵씩 연복하면 효과를 보는 수가 있다.
3) 참마를 갈아서 끼니때마다 먹으면 효험을 본다.
4) 산나리 뿌리를 식성에 맞게 조리해서 상용하면 효과를 얻는다.
5) 검정콩과 옥수수와 찹쌀을 한 홉씩 빻아서 이것을 7등분하여 매일 물에 풀어서 복용하면 효과를 본다.
6) 난유(달걀기름)를 작은 찻숟가락으로 하나씩 매 식후에 한 달 이상 연용하면 효과를 본다.
7) 솔잎즙을 하루에 3번씩 연용해도 효과가 있다.
8) 적송잎을 따다가 펴서, 잘게 썰어 프라이팬에 볶아 두고, 녹차 우려내듯이 하여 차 대신 마시면 효과를 본다.
9) 은방울꽃을 잎·줄기 다 함께 응달에 말려 두었다가, 잘게

썰어 4g을 3홉 물에 2홉이 되게 달여, 하루에 3분복하기를 계속하면 효과를 본다.

10) 은방울꽃의 뿌리를 말려 두었다가 1~2g을 한 홉의 물에 끓였다가 식혀서 건더기는 건져내고, 흑설탕과 생강즙을 조금씩 타서, 하루에 두 번으로 나누어 마시면 효과를 보지만, 이것은 약성이 강하므로 5일 이상 계속해서는 안된다.

11) 고추나물을 한 줌 2홉 물에 넣어 반이 되게 달여서, 차 대신 마시면 효과를 본다.

2. 심장판막증 : 안색이 창백해지고 숨이 차며 피로를 느끼며 현기증이 난다. 운동을 하면, 숨이 차고 호흡곤란이 일어난다. 때로는 부정맥도 나타난다. 중해지면 발등이 붓고, 호흡 곤란과 양볼·코·입술에 치아노제가 나타난다.

1) 질이 좋은 말차(抹茶) 1/4 숟가락을 물에 우려 마시면 생기가 돈다.

2) 양상추나 레터스즙 또는 오렌지즙 한 컵에 꿀을 한 숟갈 타서, 공복에 조금씩 마시면 좋다.

3) 별꽃의 즙을 소주잔으로 하나씩 하루에 세 번 마시면, 숨이 찬 증상이 멎는다.

3. 심근염 : 숨차기·부증·부정맥·발열·가슴이 답답하고, 혈압이 오르며, 확장시의 혈압(최저혈압)이 올라가는 게 특징이다. 이것은 심장내막염과 같은 방법으로 치료한다.

4. 심근경색증 : 갑자기 심한 발작을 일으킨다. 안색은 창백해지고 입술이 보랏빛이 되며, 메스꺼움을 느낀다. 가슴 부위

에 쥐어짜는 듯한 통증이 생긴다. 맥박은 부정맥이 되고, 하루쯤이 지나면 열이 나기 시작하는데, 1주일쯤 지나면 사그라진다. 심근경색증이 협심증과 다른 점은 통증이 금세 멎지 않고 지속된다는 점이다. 적어도 한나절 이상, 대개는 2~3일 지속한다.

이런 때에는 솔잎을 따다가 짓찧어 물을 타서 뻑뻑하게 된 것을 헝겊으로 걸러 짜서 그 물을 하루에 3번씩 마시게 하면 효과를 본다.

5. 협심증 : 갑자기 새가슴이 몹시 아프고, 심장 부위가 죄어드는 듯이, 타는 듯이 아파서 금방이라도 죽을 것 같은 불안에 싸인다. 안색은 창백해지고 식은땀이 흐른다. 발작하는 시간은 1~2분의 짧은 것에서 2~30분에 이르는 것도 있다. 1주일에 한 번씩 생기는 수도 있고 몇 달에 한 번씩 생기는 수도 있어 일정하지가 않다.

민간요법으로는 삼백초 25g, 결명초 20g을 3홉 물이 2홉이 되게 달여서 하루에 삼분복하기를 한 달 중에 10일만 먹고 있어도 협심증의 발작은 막을 수가 있다. 협심증이나 심근경색증의 발작이 멎지 않고 죽으면 보통 이것을 심장마비라고 한다.

103 ▪ 심장병·간염·고혈압에 좋은 것은

1. 날마다 조석으로 식후에 미나리즙을 1컵씩 마시면 심장이 강화되고 혈압이 조절되며, 간염도 치유된다.

2. 녹두베개는 고혈압을 조절해 준다.

　※녹두베개 만드는 법 : 베개를 2중으로 만들어 속베개에는 녹두를 넣고 겉베개에는 녹두껍질을 채워서 베고 자면, 혈압이 내려간다.(녹두를 삶으면 껍질이 저절로 벗겨진다.)

104 · 심장을 튼튼하게 하려면

우리는 평소에 심장을 보호하는 데 관심을 가져야 한다. 그러기 위해 대충 다음과 같은 것을 시험해 보자.

1. 쇠고기 반근(300g)에 토마토 10개를 썰어 놓고 파·마늘·간장으로 양념을 하여 끓여 두고, 매 식사 때마다 한 숟가락씩 계속 먹으면 효과를 본다고 한다.
2. 매 식후마다 토마토 주스를 한 컵씩 장복을 하면, 심장이 강화된다. 또 이것은 당뇨병 치료에도 효과가 있다고 한다.
3. 하수오(박주가리) 3kg을 검은팥을 우려 낸 물에 담갔다가 햇볕에 말려서 9번 쪄서 9번 말린 뒤에 제분하여 오자대로 밀환하여 매 식전에 20알씩 먹는다.
4. 오미자를 적당량 약한 불에 고아서 즙이 조청처럼 엉기거든, 식혀서 냉장고에 넣어 보관해 두고, 매 식전에 한 숟가락씩 먹는다.
5. 검정깨를 주침하여 한나절쯤 쪄서 햇볕에 말린 후, 제분하여 녹두대로 밀환하여, 매 식전에 20알씩 먹는다.
6. 여름에 오디를 많이 따서 말려 두었다가, 제분하여 녹두대로 밀환을 하여 매 식전에 20알씩 먹는다.

105 ▪ 십이지장궤양에는

식후에 새가슴에 팽만감과 압박감이 생기고 차차 아파진다. 그 통증은 송곳이나 바늘로 찌르는 듯이 아프거나 따가운 것처럼 느껴진다. 이 통증은 식후 2시간쯤 지나 배가 꺼질 무렵이나 특히 밤중에 잘 일어난다.

십이지장궤양의 증세는 위궤양 증세와 비슷하지만, 다른 점은 메스껍거나 피를 토하는 일이 없다는 것이다. 그 대신 피는 대변에 섞여 나온다. 십이지장에서 항문까지의 길이는 7~8m이므로 붉은 피는 나오지 않는다. 위액과 대변이 섞여 새까맣게 된다. 그 새까만 대변이 나오는 것도 출혈 후 10시간 이상이 지나야만 되므로, 알지 못하는 경우가 많아서 대량 출혈의 위험이 있다.

치료법 :

1. 감자를 껍질째 갈아 즙을 내어서 매 식전에 100cc씩 마신다.
2. 산약가루를 2g씩 하루에 3~5번 복용한다.
3. 양배추를 삶아서 물이 반으로 줄었을 때 찻잔으로 하나씩 하루 3번 식간에 마신다. 장복하면 완쾌된다. 이것은 위궤양에도 효험이 있다고 한다.
4. 결명초와 이질풀을 함께 달여 마셔도 효과를 본다고 한다.

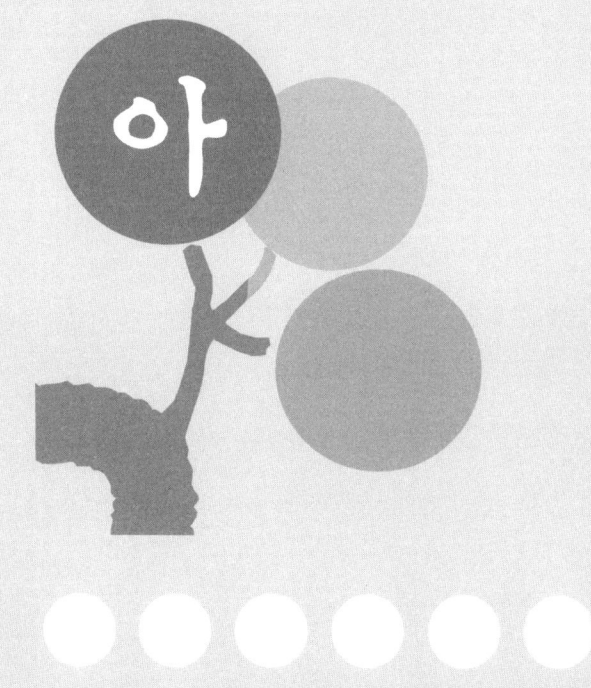

106. 야뇨증에는

오줌을 가리지 못하는 것은, 2살까지는 생리적이라 할 수 있지만, 3살이 넘어서도 밤에 오줌을 싸는 것은, 병적이라고 보아야 한다.

1. 현미 인절미나 좁쌀떡·수수떡 등을 저녁(식사)에 먹이거나 취침 전에 먹이면 효험을 본다.
2. 한천(우뭇가사리)을 끓여서 반 잔씩 조석으로 마시게 한다.
3. 감꼭지 15g을 한 홉 반의 물이 한 홉이 되게 달여서 오전 오후로 나누어 먹인다.
4. 닭 볏을 말려서 달여 먹이면 효과를 본다.
5. 날마다 식전과 취침 전에 묽은 소금물로, 부추씨 10알을 3~5일간 계속 먹이면 낫는 수가 있다.

107. 양기부족에는

양기가 부족하고 소변이 잦을 때

1. 산약 1근(600g), 백반 40g을 물 1되에 넣어 2시간 삶아 낸 다음 말려서, 백복령 1근(600g)과 함께 제분하여 매 식전에 (하루에 3번) 온수로 8g씩 복용하면 남자의 조루증, 여자의 대하증까지도 다 낫는다고 한다.
2. 매실씨를 껍질을 벗겨 노랗게 볶은 뒤, 제분하여 오자대로 밀환을 하여, 매일 조석으로 30~50알씩 장복을 하면, 정혈(淨血)이 되고, 강장(强壯)이 되어, 모든 질환이 사라진다.

3. 쌀과 율무쌀을 같은 양으로 섞어 죽을 쑤어, 조석으로 한 그릇씩 장복을 하면, 심기보강(心氣補强)이 되고, 눈이 맑아지며 양기가 보강된다.
4. 호두를 불에 구워, 점심 전에 1개 먹고, 취침 전에 또 1개를 먹으면 기운이 난다.

108 · 얼굴을 곱게 만들고 싶거든

선천적으로 고운 얼굴에 고운 살결을 가지고 태어난다면 좋겠지만 그게 어디 내 뜻대로 되는 일인가?

생김새야 어떻든, 살결이나 고왔으면 싶은 건 누구나가 다 가지는 바람이고, 또 가능한 일이기도 하다. 요즘은 피부관리사까지 등장하여 남녀노소의 피부를 곱게 관리해 주기까지 한다지만, 누구나 다 할 수 있는 것은 아니다. 우선 내가 할 수 있는 일이라도 실천해 보도록 하자. 무엇이든 공짜는 없는 법이고, 목표가 크고 어려운 것이면 그만한 노력과 정성이 필요조건임을 명심하자.

우선 먹는 것부터 과식하지 말고, 군것질이나 자극성이 강한 음식은 피하며, 술·담배는 끊어야 한다. 규칙적인 생활로 건강상태를 유지하는 것은 필수 조건이며, 항상 마음을 편하게 한다. 팩도 하고 마사지도 하고, 미용크림도 바르면 좋겠지만, 영양크림이나 미용크림·진흙팩…… 따위의 여러 가지 덧바르기보다는 맨손체조를 하여 신체를 자연의 섭리에 합당하게 운동시키는 것이 제일 좋다. 우선 다음과 같은 방법을 열심히 해 보시라.

1. 수박껍질로 얼굴을 자주 문지르면 얼굴이 고와진다.
2. 토마토 즙으로 얼굴을 씻으면 살결이 고와진다.
3. 평소에 토마토를 자주 먹고 있으면 살결이 고와진다.
4. 오이팩을 하는 법을 알고 있을 것이다. 오이는 이뇨효과가 있고, 그 즙액은 땀띠를 삭여 주고 피부를 곱게 해 준다.
5. 미용 마시지법도 있고, 여러 가지 팩을 하는 방법도 있으나, 그것은 전문가들과 상의해서 해 보기로 하고, 우선 아침저녁으로 손가락 끝으로(열 손가락 전부, 손톱은 짧게) 얼굴 전체를 둥글게 골고루 108번씩 자근자근 두들겨 준다. 100일 후에 거울을 보면 뭔가 느끼는 것이 있을 것이다.

109 ▪ 여드름으로 고민인 사람은

처음에는 털구멍에 지방과 각질이 막혀서 황백색 피지 덩이가 생긴다. 이것이 중심이 되어 차차 주위의 피부가 붉어져 오른다. 그러는 동안에 농포(膿包)가 생기고, 그것이 터지면 나중에는 자국이 남는다.

얼굴·가슴·등허리 한가운데 등에 잘 생긴다. 피부를 깨끗이 하고 지방질식품, 자극성식품, 당분이 많은 과자류를 삼가고 변비가 되지 않도록 조심하며, 불안·초조해 하지 말고 잠을 충분히 잔다.

어느 정도는 예방을 할 수 있다. 그러나 일단 여드름이 생긴 후에는 다음과 같이 해 보시라.

1. 녹두를 물에 담가 껍질을 벗긴 뒤, 햇볕에 바싹 말려, 보드

라운 가루를 내어서, 미지근한 물에 크림같이 개어서, 조석으로 얼굴에 팩을 한 다음, 꾸덕꾸덕해지면 따뜻한 물로 씻어 낸다.
2. 범의귀 생잎을 즙을 내어서 바르면 효과 만점.
3. 복숭아 잎을 달여서 그 물로 세수를 하면 효과를 본다.
4. 무즙을 위에 적은 복숭아 잎 물에 섞어서 세수를 하면 더욱 효과적이다.
5. 삼백초를 달여서 날마다 차 마시듯이 마시면 효과가 있다.
6. 쌀뜨물로 얼굴을 두드리듯이 하면서 씻고는 물기를 잘 닦아 낸 다음 잘 건조시킨다. 하루에 3~4번 반복하면 차차 낫는다.
7. 민들레 뿌리 말린 것 8g에 인동덩굴의 꽃을 같은 무게로 섞어 400cc의 물에 반이 되게 달여, 하루에 세 번 식전에 나누어 마시면 효과를 본다.
8. 달걀을 식초에 담가 두었다가 5~6일 후에 깨뜨려 바른다.

110 ▪ 열이 내리지 않을 때에는

칡즙을 차게 하여 1공기씩 마시면 열이 내린다.

111 ▪ 옆구리가 결릴 때(늑간신경통)에는

옆구리를 어디에 부딪치거나 그럴만한 이유가 있어서, 결리거나 아플 때는 그 원인을 다스려야 하지만, 원인 모르게 옆구리가 결리는 증세, 즉 이른바 늑간신경통에는 다음과 같은 치료방법이 있다.

1. 말린 도라지(桔梗)와 탱자(枳殼) 각 20g씩을 2홉 물에 달여 반이 되면 식간에 한꺼번에 마시기를 몇 차례 계속하면 낫는다고 한다.
2. 율무뿌리를 진하게 달여 끈기 있게 마셔도 효과를 본다.

112 · 오줌이 잦은 이는(노인성 빈뇨증)

노인성빈뇨증은, 오줌을 누려 해도 좀처럼 잘 나오질 않을 뿐만 아니라, 누고 나서도 뒤가 개운치 않은 것, 그리고 금세 다시 가고 싶은 것, 때로는 요도에 통증이 있는 것, 혈뇨가 있는 것 등 여러 가지이다.

이런 경우에는 잠자리에 들기 전에 현미인절미를 하나 먹고 자면 아침까지 오줌이 마렵지 않은 채 지낼 수가 있다.

또한 평소에 현미 인절미를 계속 먹고 있으면 좋은 효과를 얻을 수 있다고 한다.

즉효성이 있는 것으로는 은행을 6~7개 구워서 잠자리에 들기 전에 먹으면, 잠자는 동안에는 오줌이 마려워서 깨는 일은 없다. 단, 너무 많이 먹으면 변비를 일으킨다.

113 · 옴이 올랐을 때에는

손바닥·손가락 사이·사타구니·겨드랑이·젖·팔꿈치나 팔목에,

좁쌀만 한 것들이 돋아나서 그 끝에 물집이 생긴다. 몹시 가려운데 긁으면 곪고, 밤이 되면 못 살게 가렵다. 전염성이 강해서 환자와의 접촉은 물론, 의류, 침구, 가구류를 통해서도 금세 잘 옮는다.

1. 약국에 가서 유황화연고를 사다가 바른다.
2. 레몬을 잘라 환부에 문지른다.
3. 삼백초를 진하게 달여, 뜨거울 때 타월을 적셔 짜서 환부에 대어 두었다가, 식으면 들어내어 물기를 닦고, 활석가루를 문질러 둔다.
4. 수영뿌리를 간 것 20g에 유황가루(약국에서 판다) 8g, 식초 12g을 떨어뜨려서 반죽을 하여 환부에 바른다.
5. 매실청(엑스트랙트)을 문질러 발라 둔다.
6. 분꽃 잎으로 즙을 내어 자주 발라도 효과가 있다.
7. 비파 잎 즙도 효과가 있다.
8. 쑥을 식초에 달여, 그 물로 환부를 자주 씻는다.
9. 인진쑥(사철쑥)을 진하게 달여, 그 물로 씻으면 낫는다.

114 ▪ 월경불순에는

1. 율무 뿌리 40g을 진하게 달여 몇 번 계속 마시면 효험을 본다.
2. 임신 후에도 월경이 계속될 때가 있다. 이럴 때에는 팥가루를 한 숟가락씩 탁주로 하루에 2번씩 먹어 보시라.
3. 우엉 잎을 술(소주)에 담가 4~5일 두었다가, 그 술을 하루

3번 소주잔으로 한 잔씩 마시면 순조로워진다.
4. 마른 미나리 40g을 물 300cc가 반이 되게 달여 마신다.
5. 수세미오이를 볶아서 가루를 내어, 한 번에 12g씩 하루에 3번 공복에 탁주에 타서 마시면 효과를 본다고 한다.

115 ▪ 월경불통에는

겨자 80g을 가루로 만들어 1번에 8g씩 더운 물로 식전에 마시면 효험을 본다.

116 ▪ 월경 이상에는

월경불순, 월경곤란, 월경과다에는 다음과 같이 해 보시라.
1. 월경불순 : 당귀 뿌리를 잘게 썰어 10~15g을 3홉 물이 반이 되게 달여서, 하루에 3분복한다. 또한 향부자(香附子: 황새풀의 땅속줄기뿌리)를 잘게 썰어 2홉 물이 반이 되게 달여서 하루에 3분복한다. 율무뿌리를 달여 마셔도 효과를 본다.
2. 월경곤란 : 향부자와 질경이 뿌리를 각각 10g씩 500cc의 물이 300cc가 되게 달여서 하루에 3분복한다.
3. 월경과다 : 질경이 잎을 응달에 말려 10~20g을 3홉 물이 반이 되게 달여서 하루에 3분복한다. 그리고 산수유를 달여 마셔도 좋다고 한다.
4. 그 밖에 일반적인 월경 이상에는 매실절임을 까맣게 볶아

서 달여 마시거나 마른 열매를 달여 마셔도 된다.

117 위경련에는

새가슴 부근이 갑자기 아프기 시작하고, 경련적인 떨림이 수반된다. 안색이 창백해지며, 통증이 일시 중단되어도 한참 후에 다시 아파지며, 이것이 반복된다. 이것은 위 신경의 질병으로서, 위궤양·위염·악성빈혈·노이로제·히스테리·정신불안 등에 의해서 반사적으로 일어나는 것이다.

응급수단으로는, 우선 위 부위를 뜨거운 타월로 찜질을 하여 데워 주고, 겨자파스터를 10분쯤 붙여 둔다. 피부가 따갑고 벌겋게 될 때까지 붙여 두는 것이다. 새가슴을 세게 누르면 통증이 멎는다.

집에서 할 수 있는 방법으로는

1. 마늘즙을 소주잔으로 한 잔쯤 마시면 효과를 본다.
2. 달걀껍데기를 볶아 갈아서 그 가루를 1숟갈쯤 마셔도 효과를 본다.
3. 급성위염의 1·2·3번을 실시한다.
4. 황벽나무의 껍질이나 열매를 빻은 가루 4g을, 1홉 반의 물이 2/3가 되게 달인 것을 하루치로 하여, 매 식후에 계속 마신다.

118 ▪ 위궤양에는

　처음에는 공복 때에 위가 뜨끔뜨끔 아프기 시작하는데, 무엇을 먹으면 통증이 멎는다. 새가슴이 쓰리고 트림이 나며, 가슴이 막히는 듯한 불쾌감이 생긴다. 예까지는 위산과다증과 비슷하여 판단하기가 어려우나, 병세가 진전됨에 따라 뭔가를 먹으면, 위 부위에 한하여 심한 통증을 느끼게 되는 것이 위궤양의 특징이다.
　대개는 식후 1~2시간 후에 아프기 시작하고, 차차 피를 토하기도 하고, 대변에 피가 섞여 나오기도 한다. 이것이 출혈성위궤양인데, 위궤양의 토혈은 색이 검으므로 폐결핵의 객혈(선홍색)과는 구별이 된다. 대변에 섞여 나오는 피도 검기 때문에, 치질로 나오는 피(선홍색)와는 구별이 된다.
　위궤양은 위의 점막에 약한 부분이 생겨서, 그곳에 위액의 소화작용이 영향을 주어 궤양이 생기게 되는 것이다.
　토혈이 있은 뒤의 식사는, 처음에는 미음·갈분탕·야채수프 등을 조금씩 먹다가, 통증이 멎은 뒤에는 죽·연한 빵·국수·우유 등 가벼운 식사를 하는 것이 좋다.
　식사도 조금씩 여러 번으로 나누어 먹는 것이 좋고, 하루에 5~6번 먹어도 된다. 아무튼 한꺼번에 많이 먹는 것은 해롭다. 술·담배·커피·젓갈류·단것·신것·매운것·짠것 등 강한 자극성 식품은 금물이다.

　집에서 할 수 있는 방법
　대부분의 위장병에는 단식이 매우 좋은 효과를 나타내지만, 위

143

궤양과 십이지장궤양의 출혈성인 경우는 이것을 피해야 한다. 단식으로 인하여 출혈이 심해질 우려가 있기 때문이다. 출혈이 없는 위·십이지장궤양이라면 단식이 매우 좋은 방법이다.

1. 사과즙을 소주잔으로 하나씩 하루에 3~4번 마신다. 토혈을 하여, 아무것도 못 먹는 상태에서도 이것만은 잘 흡수하여, 매일 계속하는 동안에 차차 회복해 간다.
2. 유근피(느릅나무 뿌리껍질) 12g에 감초를 2~3쪽 넣고, 4홉물이 2.5홉이 되도록 달여서, 하루에 3~4번으로 나누어 마신다.
3. 결명초나 결명자를 진하게 달여 마시면, 통증이 멎고 궤양도 차차 치유된다. 날마다 3~4번 마시기를 계속하면 차차 낫는다.
4. 결명차 20g과 이질풀 20g을 3홉 물이 2홉이 되도록 달여서, 하루 3번으로 나누어 식전에 마시기를 계속한다.
5. 검정콩 10g에 소엽(蘇葉: 차조기잎) 5g을 두 사발 물이 2/3가 되게 달여서, 그것을 하루치로 하여 매 식후에 나누어 마신다.
6. 민들레 잎을 날로(생것 그대로) 잘 씹어 먹으면 좋다. 익혀서 나물로 상식을 해도 좋다.
7. 물오징어의 뼈(海螵蛸 : 해표초)와 감초 껍질을 벗긴 것을 노랗게 구워 가루를 만들어 두고, 식후에 찻숟갈로 하나씩 먹는다.
8. 푸른 양배추 잎으로 즙을 내어, 하루에 3번, 공복에 1컵씩 마셔 보시라.

119 · 위산과다증(胃酸過多症)에는

위에서 신물이 올라오고, 가슴이 쓰리며, 위 부위가 묵직하고 때로는 통증도 일어난다. 입이 마르고, 변비가 생기는 수도 있다. 이런 때에는 식이요법이 특히 중요하다. 위점막에 자극을 주는 음식은 피하고, 음식은 잘 씹어 삼켜야 한다. 술·담배·겨자·후추·카레·젓갈류·커피·코코아·육류·지방질 등은 피해야 한다.

1. 무즙에 간장이나 소금을 조금 타고 엽차를 끓여 부은 다음 잘 섞어서 2~3컵 마신다.
2. 마른 다시마를 씹고 있으면 답답하던 가슴이 조금씩 풀어진다.
3. 사과즙·귤즙·레몬즙 등을 식후에 마신다.
4. 현미밥에 깨소금을 듬뿍 뿌려 한 숟갈 입에 넣고 100번씩 씹어 삼킨다. 깨와 소금이 위산을 중화하여 위액의 분비를 억제하는 효과가 있어 통증이 차차 멎는다.
5. 위에 든 방법으로 효과가 없을 때는 과감히 단식을 해 보시라. 단식은 위를 쉬게 하여, 기능의 이상을 수복시키는 효과가 큰 때문이다.

120 · 위암에는

위암은 초기에는 특별한 증상은 없고, 일반적 위장병과 비슷하므로 판단하기가 어렵다. 즉, 식욕부진·체중감소·위의 중압감·트림·메스꺼움과 구토·지속적인 위통 등이 일어난다. 병이 차차 진행되면, 위 부위의 어느 곳에 단단한 응어리가 생기고, 안색이 청황색이 되며, 빈혈이 일어난다. 한편으로 위액의 분비가 적어지고, 커피 찌꺼기 같은 검은 위(胃) 내용물을 토해 낸다.

현대의학에서는 여러 가지 검사를 통해서 조기에 찾아내어, 외과적으로 수술을 하여 환부를 절제하는 방법밖에는 근치시키는 방법이 없다고 한다. 그러나 민간요법에서는 근치시킨 예가 많다.

집에서 할 수 있는 방법으로는

1. 율무쌀에 감초를 조금 넣고 달여서 계속 마신다.
2. 순채 90g을 하루치로 하여, 3홉 물이 반이 되게 달여서, 5번에 나누어 한 달 이상 계속 마신다.
3. 갯상추(번행초)를 (음건한 것을 건재약방에서 판다) 3∼5g씩 달여서 한꺼번에 마신다.
4. 애기똥풀의 잎과 줄기를 응달에 말려, 한 번에 2∼3g씩 달여 마시는데, 이것은 진통이 목적이므로 무작정 계속해서는 안 된다.
5. 이 밖에 별꽃·쓴풀(당약)·용담·산두근(山豆根)·우엉 씨·예덕나무(시닥나무)의 잎 등도 위암에 효과가 있다고 한다. 또 향유(노야기)의 잎과 줄기를 달여 마시고 효험을 보았다는 사람도 있다.
6. 현미를 볶아 끓는 물에 넣어 우려낸 물과, 우엉·연근·무와 무청·표고버섯을 끓는 물에 넣어 우려낸 물을 20분 간격으로 섞어 마시면, 하루 만에 통증이 멎고, 10일이 지나면 완전히 낫는다고 한다.

121 ▪ 위약증(胃弱症)에는

위약증은 위무력증이라고도 한다. 이것은 아프지는 않으나 언제나 위가 부른 느낌이고, 복근(腹筋)에 힘이 없으며 기분이 좋지 않고, 음식을 먹으면 더욱 그런 느낌이 심해진다. 배고픔을 느껴도 막상 먹기 시작하면, 곧바로 배가 불러 많이 먹지를 못하고, 공복 때에 숨을 깊이 쉬면, 위에서 보글보글 소리가 나며, 또 물을 많이 마시고 나서 위 부위를 누르고 흔들면 출렁출렁 물소리가 나는 것이, 위가 약한 증상, 즉 위약증의 증세이다.

허약체질로 타고 난 사람에게 많으나, 과음·과식·운동부족·비타민이나 미네랄 부족·정신불안 등으로 위신경이 쇠약해져서 위근(胃筋)이 탄력을 잃은 때문일 수도 있다. 따라서 위의 연동작용(수축작용)이 둔해져서 소화력이 감퇴하여, 위 속에 음식물이 정체하게 되는 것이다.

위약증을 위아토니라고도 하는데, 이것은 위근이완증(胃筋弛緩症)이라는 뜻으로 단독으로 일어나는 수도 있으나, 위하수나 위확장과 아울러 일어나는 경우가 적지 않다.

이것의 치료방법은 만성위염과 같다.

122 ▪ 위에 이상이 생겼을 때에는

위에 이상이 생겼을 때에는
1. 위나 장이 약하다고 생각되는 사람은, 아침 식후에 고추기름을 작은 찻숟갈로 하나씩, 더운 물에 타서 마시면, 위·장

이 튼튼해진다고 한다.
2. 아랫배가 살살 아플 때에는, 무즙·꿀·물을 각각 1컵씩 같이 넣고 끓여서 식사 전에 1컵씩 하루에 3번 마셔 보시라.
3. 위가 갑자기 아파서 못 견딜 때에는, 대파나 쪽파의 흰 부분을 짓찧은 다음, 생참기름을 타서 먹으면 진통이 된다.
4. 배 전체(위·장 전부)가 찌르는 듯이 아플 때에는 미나리즙을 1컵, 3~4회 마셔 보시라.
5. 아랫배가 차가우면서 살살 아플 때에는, 생강차에 소주를 조금 타서 마셔 보시라.
6. 어떤 배앓이든, 배가 몹시 아플 때에는, 마른 생강 20g을 프라이팬에 까맣게 구워(태워) 가루를 만들어서, 된죽에 섞어 3~5차례 먹으면 대개 낫는다.
7. 여름철 아이들의 배앓이에는, 매실 엑스트렉트나 매실잼을 작은 찻숟갈로 하나씩 먹이면 낫는다고 한다.
8. 더위로 갑작스럽게 위가 아프며, 오한이 들 때에는, 도라지 10뿌리에 생강 5조각을 넣어 달여서 차 마시듯이 마시면 통증이 멎는다고 한다.
9. 위에 이상이 생긴 지 오래인데도 도무지 낫지 않을 때에는, 옛날에는 이렇게 했다.
　즉, 하루치로 대추를 10개쯤 씨를 빼고, 그 속에 껍질 벗긴 후추를 7개씩 넣어 3번 찐 다음 찰밥을 넣고 짓찧어, 녹두대로 환을 지어, 하루에 3번 식후에 따뜻한 물로 먹는다. 이것은 신경통에도 효과가 있다고 한다.
10. 위가 묵직하고 어쩌면 체한 것 같기도 한 것이, 또한 생목

이 죄이는 것 같기도 하며, 소화제를 먹어도 듣지 않는 사람들은 앞서 말한 것이나, '위염'에서 말한 것들을 2~3일씩 해 보시라. 사람들의 병이란 하도 다양해서 치료방법도 한없이 많으니까……

123 ▪ 위통(胃痛)에는

위가 이유 모르게 아플 때에는, 쑥 잎을 푹 달여 자주 마시면 효과를 본다고 한다.

124 ▪ 위하수(胃下垂)에는

위가 답답하고 입맛이 없으며 메스껍고 트림이 나며, 빈혈·두통·불면증·견비통에다가 전신이 나른하고 기운이 없다. 때로는 위가 아프기도 하고 변비가 일어나는 수도 있다. 위를 추스르면 출렁출렁하는 소리가 나고, 음식물이 소화가 잘 안 되며, 차차 야위어 간다.

허약체질로 태어난 사람, 키가 크고 홀쭉한 사람들에 많다. 폭음·폭식이 발병하는 계기가 되기 쉽다. 위무력증이 생기는 원인과 같은 원인으로 발병한다.

집에서 할 수 있는 방법으로는
1. 결명초와 이질풀을 달여 먹는 방법은 만성위염 때와 같다.
2. 쓴풀(용담초: 龍膽草) 5~6포기를 끓는 물에 넣어 우려낸 물을, 식혀서 찻잔으로 하나씩 식후 30분에 마신다.

3. 다음과 같은 운동을 해 보시라.
   1) 아랫배를 끌어 올리는 운동
      ① 꿇어앉아서 두 손을 깍지 끼고, 엄지를 위로 향하게 하여 손바닥으로 아랫배의 맨 밑을 껴안는다.
      ② 양어깨를 치켜 올리는 동시에 코로 숨을 세게 들이마신다. 그와 동시에 양손바닥으로 껴안은 아랫배도 당겨 올려진다.
      ③ 양어깨가 최고로 올라갔을 때 힘을 뺀다(입으로 숨을 내쉬면서 본래 자세로 돌아간다). 이 운동을 30번 반복한다.
   2) 누워서 하는 물구나무서기 운동
      ① 바로 누워 숨을 깊이 들이마신다.
      ② 양팔로 허리를 받치고 숨을 내쉬면서 천천히 허리와 다리를 들어 올린다.
      ③ 턱을 될 수 있는 대로 가슴에 닿게 하면서, 다리를 똑바로 위로 뻗는다. 엉덩이를 굽히지 않는다. 뒷목·어깨·팔꿈치는 바닥에 딱 붙인다.
      ④ 그대로 버티다가 지치면 다리를 내린다. 보통 이렇게 하기를 5분간 계속한다.
   3) 복근(腹筋)을 강화하는 운동
      꿇어앉은 자세에서 양 발뒤꿈치를 벌리고 그 사이에 엉덩이를 내리고, 그대로 뒤로 자빠진다. 양팔을 위로 뻗고 손을 깍지 끼며, 팔꿈치를 펴서 바닥에 밀착시킨다. 양 무릎은 가지런히 띄워 둔다.
      ① 양 무릎을 함께 높이 치켜드는 순간 곧바로 탄력을 붙

여 바닥을 친다.

② 그 동작을 한 번으로 세어 50번 반복한다. 바닥을 칠 때에 양 무릎이 붙은 채 떨어지지 않게 하고, 동작은 반동을 이용하여 빨리 한다.

※ 이 운동은 처음에는 굉장히 어렵게 느껴지지만, 계속하면 쉽게 할 수 있다. 처음에는 바닥에 담요를 깔고 하는 것이 좋다. 조석으로 2번씩 계속하면 상당한 효과를 기대할 수가 있다.

125 · 위확장증(胃擴張症)에는

식욕이 떨어지고 위 부위가 부른 느낌이 들며, 입이 마르고 구토를 하며, 때로는 두통이 나고 현기증이 생기며, 변비가 일어나고, 공복 때 위를 흔들면 뽀글뽀글 물소리가 들려온다.

폭음·폭식·허약체질·운동부족 등이 겹쳐서 일어나는 증상이다.

1. 식사요법은 위약·위하수증과 같이 하면 되지만, 특별히 요점을 들면 다음과 같다.
   1) 소화되기 쉬운 음식을 몇 차례로 나누어 먹고, 될 수 있는 대로 수분을 취하지 않도록 한다.
   2) 소량으로 균형 잡힌 영양이 풍부한 식품은, 현미·검정깨·검정콩·팥·당근·메주콩·청국장·된장·다시마·모자반·미역·김·마·무청·당근 잎 등이다.
2. 집에서 할 수 있는 방법

1) 넓은잎딱총나무(접골목: 接骨木·말오줌나무)의 뿌리 껍질을 그늘에서 말려서 달여 먹는다.
2) 민들레 뿌리를 말려서 잘게 썬 것을 20g쯤을, 2홉 물에 넣어 반이 되게 달여서 하루에 3번으로 나누어서 마시면 위가 강화된다.
3) 적송(赤松)의 솔잎을 따다가 매 식후에 4~5개씩 씹어 즙을 먹으면, 위의 작용을 촉진시켜 주는 효과가 있다.
4) 복부의 혈액순환을 좋게 해 주고 위장의 소화·흡수력을 높여 주는 단전호흡법은 위확장에도 좋다. 꿇어앉아서 손을 맞잡아 아랫배에 대고 눈을 감은 뒤, 정신을 단전에다 모으면서 천천히 코로 숨을 충분히 들이 쉰 다음, 잠깐 멈췄다가, 아랫배의 밑바닥에서부터 숨을 밀어내듯이 코로 조금씩 길게 내쉰다. 보통 때의 호흡은 1분간에 16~17번 쉬지만, 단전호흡은 3~4번, 이것을 10분간 아침·낮·저녁 3번씩 계속하면 건강이 증진되고, 위병이나 위확장도 낫게 된다.

※ 흔히들 많이 먹는 습관을 위확장이라고 말하지만, 병으로 생기는 위확장은 그것이 아니다. 이것은 위의 근육이 약해져서 수축력이 감퇴하여, 소화작용이 안 되고, 식욕이 떨어져서, 많이 먹지를 못하게 되는 병이다.

126 · 유뇨증(遺尿症)에는

오줌을 누고도 뒤가 개운치 않거나 덜 눈 것 같은 느낌이 들고,

또는 찔끔거릴 때에는, 팥잎을 짓찧어 즙을 내어 마시면 신기하 게 낫는다고 한다.

127 ▪ 유방암(乳房癌)에는

엉겅퀴의 잎이나 뿌리를 짓찧어 달걀 흰자로 개어 환부에 붙 여보시라.

128 ▪ 유종(乳腫: 젖몸살)에는

유종이 생기려 할 때에는 다음과 같이 하는 방법이 전해져 내 려온다.

1. 마(山芋)를 짓찧어 환부에 붙인다.
2. 미꾸라지를 갈라서 등뼈를 발라내고 껍질 쪽을 환부에 닿 게 붙인다. 환부가 넓을 때나 미끄러져 떨어질 때에는, 2~ 3마리를 실로 꿰매어서 판판하게 해서 붙이고, 유지(기름 종이)나 비닐로 덮어 붕대로 감아 둔다. 마르기 전에 갈아 붙이지 않으면 뗄 때에 힘이 든다. 이것은 내장의 염증에도 아주 잘 듣는다.
3. 가지 꼭지와 청죽(靑竹) 껍질을 같은 양으로 섞어서 태운 다음, 가루를 만들고 소금을 조금 넣은 뒤, 생참기름으로 개어서 환부에 붙이고 날마다 2~3차례 갈아 주며, 가지와 청죽 껍질 삶은 물을 자주 마시면 특효가 있다고 한다.
4. 귤껍질을 물에 불려 안쪽의 흰 부분을 벗겨 버리고 약간의

밀가루를 묻혀 노랗게 볶아 가루로 빻은 것 8g을 매번 2g의 사향(麝香)과 함께 따끈한 술로 하루에 2번씩 마시면 된다.

5. 호두의 딱딱한 껍질을 많이 모아 태워서 빻은 가루 8g을 술 또는 술과 물을 반반으로 섞은 것으로 날마다 3차례 식전마다 먹으면 효과를 본다. 겉은 이 가루를 생참기름에 개어서 바르면 낫는다고 한다.

6. 밀을 노랗게 볶아 가루를 만든 다음, 식초를 타서 풀을 쑤어 이것을 두껍게 환부에 바르면 된다고 한다.

7. 소엽이나 소자(차조기씨)를 삶아 자주 마시고, 겉으로는 소엽이나 소자를 찧어 두껍게 붙이면 낫는다고 한다.

8. 수선화의 뿌리를 갈아서 유방 전체(젖꼭지는 제외)에 하루 2~3번씩 갈아붙이면 5~6일로 낫는다고 한다.

9. 삼백초(약모밀, 십자풀)의 뿌리를 짓찧어 밥풀로 개어서 환부에 붙인다.

10. 말곰취(갯머위) 잎을 불에 쬐어 부드럽게 된 것을 환부에 붙인다. 마르면 갈아 대어준다.

11. 엉겅퀴 잎과 달걀흰자를 함께 찧어 거즈에 발라 환부에 붙인다. 3~4번 갈아붙이는 동안이면 낫는다고 한다.

12. 밀가루를 식초로 반죽하여 질퍽하게 된 것을 거즈에 발라 환부에 붙여 둔다. 처음에는 화끈거리지만 차차 염증이 삭고 부기와 응어리가 풀린다.

13. 미꾸라지를 날로 짓찧고 흑설탕을 섞어서 잘 으깨어 헝겊에 발라 환부에 붙여 두면 부기와 통증이 2~3일 안에 낫는다고 한다.

14. 감국 전초를 함께 짓찧어 탁주에 타서 짜 마시고 찌꺼기를 환부에 붙이면 즉시 낫는다고 한다.
15. 애기똥풀의 줄기를 짜서 나오는 노란 즙을 거즈에 묻혀 젖에 붙여(싸매) 둔다.
16. 대파를 짓찧어 붙이고 파즙을 내어 조금씩 마신다.
17. 댑싸리씨를 달여 마시면 낫는다고 한다.
18. 민들레를 짓찧어 붙이면 낫는다고 한다.

129 ▪ 음위(陰痿)나 조루증(早漏症)에는

음위나 조루증에 특효약으로는 다음과 같은 것이 있다.

1. 부추씨 5되를 식초 4되에 물 3되를 섞은 것에 넣어 6시간 동안 삶아 내고, 다시 불에 볶아 말려 제분하고 녹두대로 밀환하여 매일 식간 공복에 30~40알씩 따끈한 술(막걸리)로 장복하면 보양은 물론, 여성의 대하마저 치료되며 신경통도 낫는다고 한다.
2. 은행알 20개를 소주 두 사발에 삶아서 그것을 장복하면 조루나 유정(遺精)이 해결된다.
3. 쌀과 율무쌀을 같은 양으로 죽을 쑤어 아침과 잠자리에 들기 전에 한 그릇씩 장복을 하면, 양기 보강이 되어 음위나 조루증을 예방, 치료할 수가 있다.
4. 연꽃의 술(蓮花芯) 150g을 달여 놓고, 날마다 차 마시듯이 오래 마시면 효험을 본다고 한다.
5. 전래하는 비방으로는 숙지황 15g·산수유 12g·감인 15g·마

7.5g·찐 토사자 7.5g·복분자 7.5g·익지인 7.5g(이것이 한 첩이다)을 달여서 마시되, 경한 사람은 한 첩을 달여서 아침에 마시고, 재탕을 해서 잠자기 전에 마시며, 중한 사람은 두 첩을 아침, 점심에 한 첩씩 달여 마시고 저녁에는 재탕을 해서 마신다.

6. 연밥 내심(연밥을 쪼개면 속에 파란 심이 있는 것) 12g에, 주사(朱砂) 1g을 함께 빻아 취침 전에 끓인 물로 마신다.

130. 이질(痢疾)에는

이질 초기에는

1. 비름(紫莧 : 줄기가 보라색인 비름) 15g을 진하게 달여서 하루에 4번, 1번에 1공기씩 따끈하게 데워 꿀을 타서 마시면 낫는다고 한다.
2. 강엿 36g에 생강 39g을 함께 달여 먹는다.
3. 후추가루 15g과 강엿 반근(300g)을 끓여 녹여서 공복에 먹은 뒤, 한 끼 건너서 흰죽을 먹는다.
4. 뜨거운 물에 꿀과 생강즙을 타서 마신다.

이질이 장기화하여 변에 피가 섞여 나올 때에는

1. 천화분(天花粉: 하눌타리 뿌리의 가루) 7g을 물을 부어 달이고 활석(滑石) 25g, 감초 3g을 여기에 타서 마신다.
2. 한련초(旱蓮草)나 쥐손이풀을 300g씩 달여서 한 번에 한 홉씩 하루에 3번 마신다.

3. 가죽나무뿌리 600g을 진하게 달여 한 번에 1.5홉씩 하루에 두 번 마신다.
4. 건강을 태워(프라이팬에 까맣게 볶아) 가루로 빻아서, 한 번에 5g씩 미음에 타서 먹는다.
5. 웅담(곰의 쓸개) 0.5g을 물에 타서 마신다.
6. 말린 송이버섯 15g을 진하게 달여 마신다.

급성이질에는 생마 반, 볶은 마 반을 각각 가루로 만들어, 미음을 쑤어 먹으면 즉효가 있다고 한다.

131. 입냄새로 고민하는 사람은

입냄새가 날 때처럼 민망한 일도 없다.

1. 평소에 입에서 냄새가 나는 사람은 김을 구워서 부셔, 끓인 물에 타서 마시면 된다. 술냄새, 마늘냄새 등도 이 방법으로 해소시킬 수 있다. 단, 구운 김을 그냥 먹으면 잇새에 끼여 보기 흉하니 조심하는 것이 좋다.
2. 세신(족두리풀 또는 민족두리풀의 뿌리)을 달인 물을 머금고 있으면 냄새가 가신다고 한다.
3. 회향(茴香) 전초를 달여 마시거나 날로 먹어도 효과가 있다고 한다.
4. 익지인(益知仁: 익지의 속씨)과 감초를 씹어 그 즙을 삼키거나 백비탕에 우려 한 잔씩 마셔도 도움이 된다.
5. 결명자를 진하게 달여서 머금고 있다가 뱉으면 냄새가 가신다고 한다.

132 · 입덧에는

임신 2~3개월부터 생기는 입덧에는
1. 시골 같으면 부엌바닥 흙을 파서 보드랍게 갈아 하루에 한 번 찻숟가락으로 하나씩 먹으면 듣는다고 한다.
2. 오래된 부엌 바닥흙 중에서 누렇게 익은 부분을 긁어 20g을 200cc의 물에 끓여 가라앉힌 뒤 웃물을 따라 하루에도 몇 번씩 마시면 낫는다고 한다.
3. 생귤 3개분의 껍질에 물 2컵을 붓고 반이 되게 달여 차 마시듯이 계속 마시면 효과를 본다.

133 · 입술이 텄을 때에는

입술이 텄을 때에는
1. 꿀을 바르고 잔다.
2. 계란 속 껍질을 붙이면 효과가 있다고 한다.
3. 붉은 비름을 짓찧어 즙을 몇 번 바르면 낫는다고 한다.

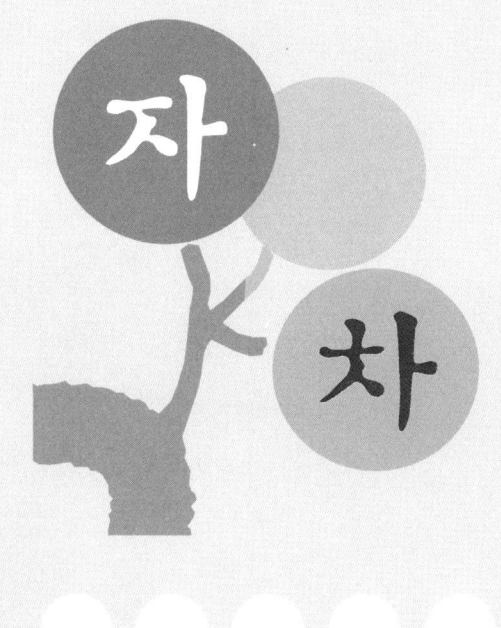

134 ▪ 자궁내막염에는

자궁내막염에는 급성과 만성이 있다.

급성 : 한기가 들고 열이 나며, 아랫배가 불쾌하며 통증이 생기고 허리 부근의 근육에 당기는 것 같은 느낌이 든다. 그리고 고름 같은 대하가 흐른다. 때로는 피가 나올 때도 있다. 우선 성교를 금하고 복부에 냉찜질을 한다.

만성 : 대하나 출혈은 없으나, 월경불순을 일으킨다.

급성일 때는 우선 성교를 금하고 하복부에 냉찜질을 한다. 변비가 생겼을 때에는 먼저 변비를 치료하고, 하복부를 따뜻하게 해 주며, 자극성식품을 피한다.

1. 약모밀(삼백초·십자풀)과 질경이 잎을 한 줌씩 3홉 물이 2홉이 되게 달여, 하루 동안에 나누어 마신다.
2. 무 시래기를 삶은 물에 허리 아랫부분을 담가 좌욕을 한다.
3. 꿀풀(잎·줄기·꽃) 한 줌을 3홉 물이 1홉이 되게 달여서 하루에 3분복한다.
4. 이질풀 20g에, 꿀풀을 조금 섞어 3홉 물이 2홉이 되게 달여, 하루에 3분복하면 효과를 본다고 한다.
5. 곤약을 뜨겁게 끓여 수건으로 싸서 아랫배를 데워 주면 효험을 본다.
6. 사프란의 암술 40~50개를 주머니에 넣고, 뜨거운 물에 담가 우려낸 다음, 이 물을 하루에 3번 마신다.

135 · 저혈압(低血壓)에는

고혈압이 걱정거리지만, 저혈압도 탈이다.

현기증이 생기고 손발이 차가우며, 숨이 차고 안색이 창백해지며, 쉬이 피로해지고 만사가 귀찮다.

1. 도움이 되는 식품 : 현미·팥·당근·시금치·양배추·컴프리·연근·쇠간 등.
2. **건포마찰**을 한다. 좌우 손목에서 팔꿈치 쪽으로, 그리고 어깨로 올라간다.

   복부는 가장자리에서 가운데로, 아래쪽에서 위쪽으로, 등은 수건으로 문지르고 발은 발목에서 무릎으로, 허벅지로, 즉 심장이 있는 쪽으로 문지른다.

   건포마찰은 아침에 일어난 자리에서나, 세수 전후에 해도 좋지만, 작심삼일이 되어서는 효과가 없고 장기간 계속해야 한다. 이것을 습관화한 뒤에는 냉수마찰로 바꾼다.
3. **냉수마찰** : 타월을 냉수에 적셔 짜서 건포마찰 때와 같은 요령으로 실시한다. 처음에 건포마찰로 피부를 단련시키고 나서 하게 되면, 쉬이 할 수가 있다.

136 · 전간(癲癇: 지랄병)을 앓는 사람은

의학적으로는 고칠 수 없는 병이다.

온 몸을 떨면서 눈을 치켜뜨고 이를 악물거나, 입에서 거품을 뿜으면서 정신을 잃는다. 30~60분쯤 지나면 정신이 돌아온다.

1. 우선 단추를 풀고, 허리띠를 풀어 편하게 한 다음, 조용히 안심을 시키면서 뉘여 두고, 혀를 물지 않게 입에 뭔가(헝겊 같은 것)를 물려 둔다. 이때 머리를 낮추거나 차갑게 해서는 안 된다.
2. 작약 7g에 감초를 3쪽을 3홉 물에 넣고 반이 되게 달여 하루에 3분복시킨다.
3. 1주일 이상씩 반복 단식을 하면 70%는 완치가 된다.
4. 참으아리의 잎과 꽃을 15g쯤, 한 홉 물이 반이 되게 달여서, 하루에 3분복한다. 계속 마시면 효과가 있으나, 이는 유독 식물이므로 분량을 넘기면, 해를 보는 수가 있으니 주의해야 한다.

137 ▪ 전신이 쇠약한 데에는

밥맛이 없고, 소화도 안 되고, 속이 편치 않고, 얼굴에 핏기가 없고, 수족은 냉하며, 대소변은 잦으나 시원찮고, 어쨌든 건강이 말이 아닐 때.

1. 산약(마를 껍질을 벗겨 쪄서 말린 것)을 2근 사다가 반은 노랗게 볶고, 반은 그대로 함께 제분하여 매 식전(하루에 3번씩)에 8g씩 밥물이나 온수로 마시면 좋다.
2. 마자인(麻子仁: 껍질 벗긴 삼씨) 2되와 검은콩 1되를 은근한 불에 볶아 가루를 내어 녹두대로 밀환하여, 날마다 공복에 50알씩 먹으면, 기력이 회복되고 건강해져서 쉬이 늙지도 않는다.[이것이 내로익기환(耐老益氣丸)이란 것이다.]

3. 씨를 발린 대추 3kg을 잘게 썰어 배갈이나, 도수가 높은 소주 9kg에 넣고 항아리에 담아 밀봉해 두었다가 1달 후부터 식사 전에 1잔씩 마시면 비위가 튼튼해지고 기운을 돕는다.
4. 검은깨 2되를 구증구포(九蒸九曝: 쪄서 말리기를 9번 반복하는 것)하여 가루를 내고, 대추살(씨를 발린 대추) 1되를 찧어서 꿀과 함께 섞어 녹두대(綠豆大)로 조환(造丸), 매 식후에 50알씩 장복하면 대단히 건강해진다. 전해지는 얘기로는 1년간 복용하면 잡병을 물리치고 몸에 광택이 나며, 2년간 계속하면 흰 머리가 검어지고, 3년간 복용하면 몸이 가벼워지며, 5년간 복용하면 비록 노인이라도 얼굴이 동안이 된다고 한다.
5. 돼지족발 1쌍에 메주콩 2홉을 소금으로 간하여, 물 10사발을 붓고 고아 반이 되면 다시 물 5사발을 붓고 반이 되거든 즙을 짜서, 막지는 버리고 국물은 매 식후에 1사발씩 마시면 아주 좋은 보약이 된다.
6. 돼지족발 대신 닭발 10쌍에 메주콩 2홉을 넣고 위와 같이 해도 효과가 크며, 부인들의 미용에도 아주 좋은 효과를 본다고 한다.
7. 잣 600g을 막걸리에 하룻밤 담가 뒀다가 말려서 제분하고, 백출가루 300g에 대추살 300g을 짓찧어 섞어서 녹두대로 밀환하여 매 식사 전에 40알씩 장복을 하면, 건강에 아주 좋다고 한다.

138 ▪ 정력강화에는

힘이 솟게 하려거든 다음과 같이 해 본다.

1. 하수오(何首烏: 박주가리) 5근을 검정팥을 우린 물에 하루 동안 담갔다가 건져 구증구포(九蒸九曝)한 뒤 제분하고, 오자대(梧子大)로 밀환하여 매 식전에 20알씩 먹는다.
2. 오미자를 약한 불로 달여 그 물이 엉기도록 고아 보관해 두고, 매 식간에 2숟가락씩 더운 물에 타서 마신다.
3. 검정깨를 막걸리에 하루 동안 담가 두었다가 건져 쪄서 말린 후, 제분하여 녹두대로 밀환하여 매 식전에 20알씩 장복을 한다.
4. 여름에 오디를 많이 따서 말려, 제분을 하고 오자대로 밀환을 하여 매 식간에 30알씩 장복을 한다.
5. 부추씨 75g을 살짝 볶아 두고, 매일 세 차례 식전마다 따뜻한 막걸리로 5g씩 먹는다.
6. 부추씨 1되, 쌀 1되에 물 5되를 부어 끓여서, 물이 2되가 되거든 6등분해 냉동고에 보관해 두고, 한 몫을 2일에 걸쳐 매 식간에 막걸리에 타서 마신다. 효과가 있을 때까지 계속한다.(이것은 오줌싸개에도 효과가 있다.)
7. 정력이 부족한 사람은 오미자가루를 매일 식간에 12g씩 막걸리에 타서 마신다.

139 · 젖먹이의 소화불량증에는

증상 : 젖먹이의 소화불량증에는 급성과 만성이 있는데, 급성은 ① 기색이 좋지 않고, 웃지 않으며, 잘 자지 않는다. ② 젖을 많이 먹지 않으며 ③ 젖을 토한다. ④ 똥이 물 같으며, 점액과 망울이 섞인 심한 냄새가 나는 녹색 설사를 하루에도 몇 차례 내지 십여 차례 하며, 체중이 줄고 때로는 열도 난다. 또한 만성일 경우에는 급성처럼 심하지는 않으나, 하루에 4∼5회 설사를 한다. 그러나 때로는 변비와 설사가 교대로 올 수도 있다. 대개는 토하지는 않으나 간혹 토하는 수도 있다. 젖을 전혀 안 먹지는 않으나, 잘 자지 않으며 자주 보채고, 이런 증세가 오래 간다.

1) 급성은 하루쯤 젖을 먹이지 말고 생수나 엽차를 조금씩 먹이는 게 좋다.
2) 조금 낫게 되거든 수유량과 횟수를 줄여 본다.
3) 비타민 $B_1 \cdot B_2 \cdot C$ 등을 충분히 먹인다.
   그러기 위해서는 현미 미음과 엽차를 먹이는 것이 좋다.
4) 만성인 경우에는, 설사를 하더라도 수유량을 제한하지 않는다.
5) 토마토즙을 조금씩 먹이는 것이 좋다.
6) 이질풀(쥐손이풀)과 결명초 또는 결명자를 달여서 먹이는 것도 좋다.

140 · 젖멍울이 생겼을 때에는

젖에 멍울이 생겼을 때에는

1) 송이버섯을 달여서 마시면 풀린다고 한다.
2) 청귤피(靑橘皮) 7g, 지각(枳殼) 8g, 익모초 6g을 가루로 빻아, 한 번에 1 숟가락씩 하루에 3번, 식간에 먹는다.
3) 대파를 짓찧어 환부에 붙이고 아울러 파즙을 내어 조금씩 마신다.
4) 서리 맞은 호박잎을 말려 가루를 만들어, 물에 개어 붙이면 낫는다.
5) 감국 전초를 짓찧어 술에 타서 마시고, 찌꺼기를 환부에 붙이면 낫는다.
6) 민들레 전초를 짓찧어 붙이면 낫는다고 한다.
7) 생마를 짓찧어 환부에 붙인다.

141 · 젖이 안 나올 때에는

1) 팥을 삶아 그 물을 자주 마신다. 팥죽을 자주 먹어도 효과를 본다.
2) 완두콩을 한 줌 진하게 달여서 그 물을 마신다.
3) 수세미오이의 씨를 볶아 가루를 만들어서, 한 번에 8g씩 탁주에 타서 마시고 땀을 내면 즉시 낫는다.

142 ▪ 조울증에는

조증과 울증이 아울러 발작하는 것을 조울증이라고 하는데, 이것은 정신이상 증상이다.

아무 일에도 관심이 없고, 집 안에 틀어박혀 있는 증상은 울증(鬱症)이고, 반대로 말이 많고, 남의 사정에는 상관없이 저 혼자 과대망상적으로 행동하는 것이 조증(燥症)이다. 울증과 조증은 따로따로 나타나는 일은 드물고, 대개는 두 가지 증상이 어울려 주기적으로 반복한다. 이것이 조울증이다. 같은 증상이 심해져서 환각과 망상이 나타나게 되면, 정신분열증이 된다. 누군가가 자기를 해치려 한다든지, 남이 자기 욕을 한다든지, 죽이려 한다든지…… 하며, 주위 사람들을 두려워하거나, 의심하는 타입과, 갑자기 큰 소리를 지르고, 옷을 벗고 밖으로 뛰쳐나가는 폭발 타입으로 나누어진다.

30세 전후에 발병하는 경우는, 피해망상이나 과대망상 같은 망상의식이 강하게 나타나는 게 특징이다.

그 어느 것이나 남의 눈으로 보면, 예사롭지가 않다는 것이 뚜렷하지만, 본인은 멀쩡하니 정색을 하고, 이상한 행동을 되풀이하면서 그것이 정상이라고 생각한다. 본인은 병증이 아니라고 생각하고 있는 것이므로 가족의 눈에 이상하다고 느껴지면, 속히 정신과의사와 상의해야 한다. 본인의 의사를 존중하다가 보면 병증은 더 깊어 갈 뿐이다.

간단하게는 이렇게 해 보는 방법이 있다.

마를 쪄서 먹이든가 또는 갈아서 죽을 쑤어 장복을 하게 하면 효과를 보는 수가 있다.

143 • 졸도(卒倒)했을 때에는

갑자기 졸도하여 사지가 차갑고, 인사불성이 되었을 때에는 고추기름을 이마와 가슴에 발라 주면 낫는다.

144 • 종기가 난 데에는

종기가 난 데에는 다음과 같은 치료방법이 전해져 내려온다.
1) 찹쌀떡에 소금을 섞어 붙이면 종근이 빠진다.
2) 종기가 곪아 터지지 않을 때에는, 율무쌀 1알을 씹어 삼키면 금세 터진다고 한다.
3) 감국(甘菊)에 소금을 넣고 짓찧은 것을 종기 난 데에 붙여 싸매 두면 종근이 빠진다고 한다.
4) 순채를 짓찧어 종기에 붙이면 낫는다.
5) 항문에 종기가 났을 때에는, 쇠비름(馬齒莧)과 꽈리를 같은 분량 달여서, 그 물로 하루 2~3번씩 씻으면 낫는다.
6) 쇠비름에 석회를 조금 섞어 짓찧고, 달걀 흰자를 섞어 개어서 붙이면 쉬이 낫는다고 한다.
7) 마를 짓찧어 붙여 두면 종근이 빠진다.
8) 종기가 몹시 아플 때에는, 대파에 같은 양의 설탕을 넣고 짓찧어 환부에 붙이면, 통증이 멎고 흉터가 생기지 않는다.
9) 토란을 씻어 껍질을 벗긴 뒤에 강판에 갈고, 같은 분량의

밀가루와 섞어 반죽하면서 10% 정도의 생강즙을 섞어 넣어 헝겊에 2cm 두께로 편 뒤에 다시 헝겊을 덮은 다음, 환부에 붙인다. 이때 불에 쬐어 뜨겁게 해서 붙이면 더욱 좋다. 이것으로 치료되는 것은 각종 종기는 물론이고 관절통·맹장염·급성복막염으로 복열이 심할 때·이하선염(볼거리)·타박상 등이다.(토란 파스터 참조)

10) 아주까리 씨의 껍질을 벗긴 것과 행인(살구씨 껍질 벗긴 알맹이)을 같은 양을 짓찧어, 달걀흰자에 개어 붙인다.

11) 근이 박힌 종기통(腫氣痛)에는, 호박꽃을 짓찧어 붙이면 즉효이다. 또한 호박꼭지를 말려 가루로 만들어서, 생참기름에 개어 붙여도 낫는다.

12) 민들레즙을 바르면 매우 효과가 있다고 한다.

13) 종기가 곪았을 때에는, 접시꽃 뿌리를 진하게 달여서 마시면, 배농이 빠르고 환부가 빨리 아문다.

14) 얼굴에 생긴 종기(면정)에는 팥가루를 꿀에 개어 붙이면 잘 낫는다고 한다.

15) 종기로 오는 통증에는, 녹두가루를 볶아 달걀 흰자에 개어 붙이면 낫는다고 한다.

145 · 주독을 풀려면

지난밤에 과음을 하여 속이 메스껍거나 편치 않을 때에는
1) 수박을 실컷 먹어 본다.
2) 검은콩을 삶아 그 물을 한 공기 마신다.

3) 갈근(칡뿌리)즙을 마시거나 갈근탕을 한 사발 마신다.
4) 연근을 짓찧어 즙을 내어 한 공기 더운물로 마신다.
5) 오랜 음주로 코가 빨갛게 된 데에는 귤피(橘皮)를 빻은 가루와 호두를 짓찧어서 한 숟가락씩 매 식후에 막걸리로 장복을 하면 효험이 있다.
6) 주독으로 하혈(장출혈)을 할 때에는 묵은 치자씨를 볶아 가루를 만들어, 한 번에 4g씩 물에 타서 마신다.

146 · 중이염(中耳炎)에는

증상 : 중이염에는 급성과 만성이 있다.

급성 : 귓속이 찌르는 듯이 아프고, 쿵쿵하는 소리가 나며 울린다. 귀가 막힌 것 같은 느낌이고 잘 들리지 않으며, 고막이 붉게 붓고 열이 난다.

만성 : 심한 통증은 없으나 진물이 나오며 소리가 잘 들리지 않고 가끔 귀에서 소리가 난다.(耳鳴)

1) 면봉 끝에 무즙을 적셔 귓속에 문질러 바른다. 끈기 있게 하루에 4~5회 새 무즙을 내어 바르면, 만성중이염에 잘 듣는다.
2) 생참기름을 한 방울 하루에 2~3번씩 떨어뜨린다.

147 · 중풍 (1) 중풍예방법

1) 껍질 벗긴 도인(복숭아씨) 반 되를 밥물에 하룻밤 담가 두었

다가, 아주 부드럽게 되기까지 3시간 쯤 찐 다음, 말려서 가루로 빻아 녹두대로 밀환(꿀로 개어 녹두알만한 크기로 환을 짓는다.)한다. 이것을 매일 조석으로 30~40알씩 따끈한 막걸리나 따뜻한 물로 마시면 중풍 예방이 된다고 한다.

2) 연한 뽕잎을 그늘에 말린 뒤, 가늘게 썰어, 매일 20g씩 삶아서 그 물을 차 마시듯이 마시거나, 가루로 만들어 녹두대로 밀환을 하여 날마다 따뜻한 막걸리로 50~60알씩 장복하면, 보양도 되고 눈이 맑아지며, 머리가 까맣게 되고, 신경통이나 중풍이 예방도 되며 치료도 된다고 한다.

3) 생강즙을 계속 장복을 하는 것도 좋다고 한다.

148 · 중풍 (2) 쓰러져서 말을 못할 때

고혈압인 사람이 갑자기 쓰러져 말을 못하며 반신불수·중풍증상을 나타냈을 때의 구급법

1) 행인 7개(증상에 따라 10개, 또는 14개로 증가)를 보드랍게 찧어 죽역(竹瀝)으로 복용한다.(죽역은 건재약국에서 구할 수 있다.)

※ 죽역 만드는 법 : 생참대 30cm를 잘라, 중간 마디를 뚫고 뭉긋한 불에 비스듬히 세워 두면 댓물이 흘러나온다. 이것이 죽역이다.

2) 중풍으로 갑자기 말을 못 하게 되었을 때에는, 검은콩을 삶아 그 물을 마시게 하면 된다. 또 이와 같은 증세가 있는 사람은 그 물을 계속 달여 고아서, 조청같이 된 것을 조금

씩 먹이면 된다고 한다.
3) 중풍에는 명아주 전초 말린 것을, 하루에 20g씩 달여서 식간에 장복하면 효험을 본다고 한다.
4) 중풍으로 반신불수가 되었을 때에는, 쇠비름(건재약방에서 구할 수 있다.) 4~5근을 삶아서 나물과 국물을 함께 먹으면 효험이 있다고 한다.(經驗方)
5) 중풍으로 말을 못 할 때에는 닭똥을 볶아서 가루를 내어 먹이면 효과를 본다고 한다.

149 ▪ 중풍 (3) 결정적인 노인의 중풍에는

1) 콩을 부글부글 삶아서 국물이 엿(조청)같이 될 때까지 달여서, 그것을 먹이면 혀가 말린 것이 풀린다고 한다.
2) 뽕나무 털뿌리를 달여서 마시면 마비가 풀린다고 한다.
3) '약용식물도해'에는 이런 내용이 실려 있다.
   어느 한적한 산중 초가집에 중풍으로 앓아누워 있는 환자가 있었는데, 하루는 한 스님이 그 집에 들러 환자를 보고, 여뀌를 달여 마시면 나을 것이라고 가르쳐 주었다. 환자의 가족들은 스님이 시킨 대로 여뀌를 베어다가 달여 마시게 하자 차차 몸을 움직이게 되었고 장복시켰더니 신기하게도 완치되었다는 것이다.
4) 정가 이삭을 말려 빻은 가루를 술에 타서 8g씩 마시면, 반신불수가 치료된다고 하며, 평소에 먹으면 중풍이 예방된다고 한다.

150 • 천식에는

1) 질경이 2, 쑥 1의 비율에 감초를 조금 넣어 달여서 차마시듯이 마시면 천식이 낫는다고 한다.
2) 껍질 벗긴 행인을 노랗게 볶아 가루로 만들어, 쌀과 2:1의 비율로 죽을 쒀서, 매일 조석으로 식전에 먹으면 좋다고 한다.(1회분: 쌀 찻잔으로 1 행인 0.5)
3) 질경이를 달여서 평소에 차처럼 마시면 천신·각기·관절통·위병·부인병·산후복통·심장병·신경쇠약·두통·뇌병·축농증·산통(疝痛) 등을 막을 수 있다고 되어 있다. (약이 되는 식물)
4) 석류껍질 120g에 감초 40g을 달여 먹는다.
5) 선인장 30g을 강판에 갈아먹는다.
6) 수세미오이를 갈아서 즙을 내거나, 덩굴을 잘라 수세미 물을 받아서 한 공기씩 마신다.
7) 생강즙이나 무즙에 강엿을 넣고 끓는 물을 부어 잘 저어서 마신다.
8) 천식 기침에는 명아주(잎·줄기·뿌리 전체)를 썰어서 말린 것을 20g을, 물 3홉에 달여 반이 된 것을 하루에 3번으로 나누어 마신다.
9) 가을에 큰 호박의 속을 후벼 내고, 속에 보리엿을 채워 동지까지 냉한 곳에 두었다가, 쪄서 매일 조금씩 먹으면 낫는다고 한다.
10) 참외 꼭지 7개를 말려 가루로 만들어, 참외 꼭지 달인 물

에 타서 마시면 즉시 토하고 낫는다.
11) 생마즙 반 공기와 사탕수수즙 반 공기를 한 데 끓여서 마시면 즉효가 있다고 한다.

151 • 체했을 때에는

체한 데에도 여러 가지가 있다. 찬물을 마시고도 체하는 수가 있고, 밥 먹고 체한 것, 떡 먹고 체한 것, 고기 먹고 체한 것 등등 끝이 없다. 일률적으로 이런 때에는 이렇게……라고 하고 싶지만, 사람에 따라 환경에 따라서도 차이가 있으니, 다음 여러 가지 방법 중에서 그럴 듯한 것을 골라 시험해 보시라.
1) 엿기름을 달여 마시면 대개의 경우는 내려간다.
2) 녹두가루와 설탕을 각각 25g씩 물에 타서 마시면 듣는 수가 있다.
3) 손바닥 중심을 배꼽에 오게 올려놓고, 왼쪽으로 살살 여러 번 문지른다.
4) 무즙을 한 컵 마셔 보아도 좋다.

152 • 축농증에는

푸르스름한 고름 같은 콧물이 나오고, 고약한 냄새가 날 때도 있다. 항상 코가 막혀 있어, 냄새를 잘 맡지 못 한다. 통증은 없으나 항상 막연한 불쾌감 때문에, 기억력과 주의력이 산만해져서 일에 집중하지 못하게 된다.

1) 진하게 달인 엽차를 미지근하게 데운 것 1홉에 소금을 작은 찻숟갈로 하나 타서, 하루에 2~3번씩 코로 들이마시고 입으로 내뱉으면 차차 낫는다.
2) 삼백초(三白草) 생잎 5장을 포개어 가는 막대기에 감고, 소금을 뿌려 주무르면, 즙이 나오고 뭉크러지므로, 다시 단단하게 되감아 막대기 꼴로 만들어서 한 쪽 콧구멍에 깊숙이 집어넣어 두기를 하루에 3번 되풀이하면 2~3주일 만에 깨끗이 낫는다고 한다고 한다.
3) 연근의 검은 데를 도려내고 즙을 내어, 하루에 2~3번씩 콧구멍에 한 방울씩 떨어뜨리기를 날마다 계속하면 낫는다.
4) 질경이 잎을 10장쯤 1홉 물에 달여서 그것을 하루에 3분복한다.
5) 마늘을 짓찧어 발바닥 용천혈에 붙여도 효과를 본다.

153 · 치질에는

치질에는 치핵(痔核)·치열(痔裂)·치루(痔漏) 등 여러 가지 종류가 있다.

1) 치핵 : 치핵에는 내치핵(암치질)과 외치핵(수치질)이 있는데 대개는 내치핵이다.
　(1) 내치핵 : 항문 괄약근 안쪽에 콩알 만한 종기가 생긴다. 처음에는 아프지 않으나, 이윽고 대변 볼 때 아프고, 힘을 주면 울혈이 더해져서 몹시 아프며, 종기가 터져서 피가 나온다.

(2) 외치핵 : 종기가 커져서 항문 밖으로 삐져 나와 다시 들어가지 않게 된다.

(3) 치료방법 :

① 가지를 썰어 프라이팬에다 까맣게 꼭지까지 태운 다음, 가루를 만들어 생참기름으로 개어서 면봉에 찍어 항문에 바르고, 조용히 누워 있는다.

② 매실고(梅實膏)에 소금을 조금 섞어 날마다 치핵에 바르면, 처음에는 아프지만 참고 지내다 보면 치핵이 사그라져서 없어진다.

③ 마늘을 썰어 치핵 위에 얹어 놓고 그 위에 뜸을 뜨면 낫는다.

2) 치열 : 항문 안이 세로로 찢어져서 용변을 볼 때나 그 다음이 몹시 아프다. 때로는 피도 나오고, 통증 때문에 대변 보는 것이 겁이 나서, 참다가 보면 변비가 되기 쉽고, 그렇게 되면 치열이 점점 더 심해진다.

(1) 주의사항 :

① 날마다 무른 똥을 누도록 음식에 주의한다.

② 항문을 자극하지 않도록 한다.

③ 대변 볼 때는 항문에 바셀린이나 피마자유, 기타 식물성기름을 미리 바른다.

④ 변비가 있으면 변비부터 고쳐 둔다.

(2) 치료방법 :

① 마늘 1쪽을 살짝 쪄서 말랑말랑해지면 거즈 한 겹에 싸서 따뜻한 마늘 즙을 짜듯이 하면서 항문에 끼우고 자

면, 다음날 아침까지 마늘 수분을 완전히 흡수한다. 하루에 2~3번 바꾸기를 2주일만 계속하면 심한 치열도 다 낫는다.

② 벌꿀을 탈지면에 듬뿍 적셔 환부에 대어 놓으면 아픔이 사라진다.

③ 괭이밥(酸車草)을 달여서 그 물로 환부를 씻으면 좋다. 또한 생으로 찧어서 그 즙을 발라도 효과가 있다.

3) 치루 : 항문 주변에 구멍이 뚫려 계속 고름이 나온다. 대변이 새어 나올 때도 있는데, 통증은 거의 없고 피도 나오지 않는다. 가끔 구멍이 막혀 고름이 차서 붓고 아플 때도 있으나, 터져서 고름이 나오면 아픔이 없어진다.

(1) 외과적 처치 : 수술을 해야 할 때는 전문의에게 맡긴다.

(2) 민간요법 :

① 삼백초를 구워서 재를 만들어 참기름으로 갠 다음, 탈지면에 묻혀서 환부에 붙여 두면, 고름을 짜내는 작용이 커서 2~3개월 계속하다가 보면 낫는다.

② 탈지면에 달걀기름을 묻혀 환부에 대고, 기름종이로 싸매 두면 낫는다.

③ 머위꽃을 씹어 붙여도 낫는다.

※ 달걀기름 만들기 : 달걀노른자 20개를 프라이팬에 넣고 센 불로 저어 가면서 구우면, 노른자가 연기를 내면서 카스텔라처럼 부석부석해진다. 그때 기름이 나오는데, 재빨리 주걱으로 노른자를 누르면서, 그 기름을 병에다가 따라 두고 쓴다.

4) 외치질(수치질)에는 대파 잎 속의 끈적한 점액을 긁어모아 꿀에 섞어 바른다.
5) 처음 생긴 치질에는, 쇠비름을 말려 두었다가 삶아 먹으면 낫는다고 한다.

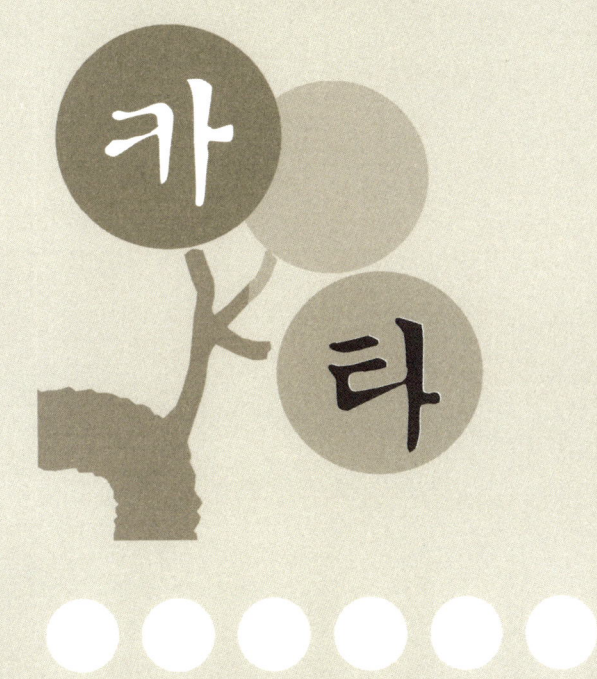

154 ▪ 코막힘에는

만성비염(慢性鼻炎: 콧속 점막에 염증이 생긴 것)으로 코가 막힐 경우, 이것은 이상하게도 좌우 콧구멍이 교대로 막히며, 끈적한 콧물이 많이 나온다. 콧속이 벌겋게 붓고, 냄새를 분간하지 못하며, 머리가 무겁고 기억력·주의력이 산만해진다.

1) 소금물을 코로 들이마셨다가 입으로 내뱉으며 콧속을 씻어 준다.
2) 엽차에 소금을 조금 탄 것을 탈지면에 적셔 좌우 교대로 콧속에 넣어 둔다.
3) 위에서 말한 물로 1과 같이 콧속을 씻어 낸다.
4) 맵지 않은 무를 골라 즙을 내고, 면봉에 그 즙을 듬뿍 적셔 콧속으로 깊숙이 집어 넣어 둔다.(재채기가 나지 않도록 주의한다.)
5) 대추와 감초를 함께 달여서, 그 물을 차 마시듯이 날마다 마시면 코막힘이 뚫린다고 한다.
6) 현미에 곶감을 넣고 죽을 쑤어 날마다 먹으면 코막힘이 낫는다.
7) 하루에 6g씩 길경(껍질 벗겨 말린 도라지)을 달여 마시면 효험을 본다고 한다.
8) 건강(乾薑: 말린 생강)가루를 꿀에 개어 막힌 쪽 콧구멍을 막아 두면 콧구멍이 뚫린다.

155 ▪ 코피가 날 때에는

원인 모르게 코피가 나올 때에는
1) 부추즙을 한 공기 뜨겁게 데워서 마시면 코피가 멎는다.
2) 피가 나오는 콧구멍을 탈지면으로 막아 놓고, 무를 강판에 갈아 헝겊에 싸서 뒤통수에 대면 피가 속히 멎는다.
3) 연근의 마디 부분을 짓찧어서 즙을 내어 한 모금 마시고, 나머지를 콧속에 발라 두면 코피가 멎는다.
4) 부추즙을 내어 피가 나는 콧구멍에 떨어뜨리면 멎는다.
5) 호두를 구워서 가루를 내어 창호지에 싸서 콧구멍에 넣어 두면 피가 멎는다.
6) 밀가루 8g에 소금을 조금 넣고 찬물로 개어서 한 컵 마시면 코피가 심할 때애 효과가 있다.
7) 밤의 속껍질을 까맣게 태우거나 볶아서, 가루를 내어 미음을 쑤어 마시면, 코피가 멎는다고 한다.
8) 마늘을 짓찧어 발바닥 용천혈에 붙여 본다.
9) 무즙 반 잔에 술을 조금 타서 뜨겁게 하여 마시고, 그것을 콧구멍에 1방울 떨어뜨리면 신기한 효과를 본다고 한다.
10) 쌀뜨물에 생참기름이나 무즙을 조금 떨어뜨려서 마신다.
11) 쑥을 비벼 콧구멍을 막으면 지혈이 된다.

156 ▪ 탈장(脫腸)에는

서경(鼠徑) 또는 헤르니아라고도 한다.

아이들이 심하게 울거나, 힘을 주어 배변을 하거나, 심하게 기침이나 재채기를 할 때, 또는 무거운 짐을 들어 배에 압력이 가해졌을 때, 사타구니가 부어오를 때가 있다. 정도가 심하면 남자아이는 고환까지 부어오른다. 배에 걸렸던 힘이 빠지면 부기는 사그라진다. 또한 손가락으로 눌러도 뱃속으로 들어가 버린다. 이러면 걱정이 없으나, 어떻게 해도 이것이 뱃속으로 들어가지 않을 때는 통증이 생기고, 장 폐색 증상이 나타나 위험하게 된다.

1) 가벼운 증상일 때는 불룩한 부분에 더운 물에 적신 타월을 대고 조용히 문질러 주면 안으로 들어간다.
2) 불룩하게 튀어나온 데에 동전을 대고 반창고로 붙여 둬도 들어간다.
3) 만일 불룩하게 튀어나온 데가 몹시 아프다면, 급히 응급실로 데려가야 한다.

157 ▪ 태아가 요동을 칠 때에는

태아가 충격을 받아 계속 운동을 할 때에는 포도 한 사발이나 건포도 한 움큼을 달여서 마시면 안정된다.

158 ▪ 토사곽란(吐瀉癨亂)에는

토사곽란(토하고·설사하고·메스껍고·어지러운 데)에는
1) 부추즙을 한 공기 뜨겁게 데워서 마시면 된다.
2) 좁쌀가루를 반죽한 다음, 새알을 만들어 식초에 담가 두었

다가 7개쯤 먹으면 낫는다고 한다.
3) 마늘을 짓찧어 발바닥 용천혈에 붙여 두면 낫는다.

159 ■ 토혈(吐血)을 할 때에는

위나 장에서 피가 솟구쳐 나오는 것을 토혈이라고 한다.
메스꺼워서 울컥 토하다 보면 피가 왈칵 올라오는 수가 있다. 이때에는 겁을 먹어 당황하기 쉬우나, 침착하게 다음과 같이 처치하는 게 좋다.

(1) 원인과 이름 : 토한 피가 검붉으면 위나 십이지장, 식도 등에서 나는 피이며, 이때를 가리켜 토혈이라고 한다. 새빨간 피는 허파에서 나오는 것으로 이때는 객혈(喀血)이라고 하며 이것은 폐결핵이니, 폐결핵을 치료해야 한다.

(2) 토혈 처치법 :

① 마늘을 구워서 먹어 본다. 마늘을 몇 쪽 달여서 마셔도 좋다.

② 다시마를 달여서 마셔도 된다.

③ 연근을 갈아서 즙을 내어 한 잔 마시면 토혈이 멎는다.

④ 곶감을 구워, 끓인 물에 담가 먹으면 피가 멎는다.

⑤ 김을 구워 부숴 끓인 물에 타서 마셔도 피가 멎는다.

⑥ 참나무 숯가루를 작은 찻숟갈로 하나를 3등분하여, 끓인 물로 마시고, 20분 후에 천일염(天日鹽)을 조금, 역시 끓인 물에 타서 한 모금 마신다.

⑦ 쑥을 프라이팬에 은박지를 깔고 한 줌 펴서 불에 올려 놓고, 그 위를 다시 은박지로 덮고 프라이팬에 뚜껑을 덮어 두면, 쑥이 까맣게 볶아진다. 이것을 손바닥으로 비벼 부수어서, 작은 찻숟갈로 하나씩 조석으로 먹으면 토혈이 멎는다.

⑧ 도라지(길경)를 약간 볶아 빻아서 가루를 만들어 찹쌀 뜨물로 12g씩 마신다.

⑨ 따뜻한 쌀뜨물을 1보시기씩 하루에 3번 마신다.

160. 통풍(痛風)에는

발작은 주로 밤에 일어난다.

특히 엄지발가락에 격통(激痛)이 생기고, 관절이 부으며 열이 난다. 낮으로는 덜하다가 밤이 되면 다시 발작하는데, 며칠에서 1~2주일쯤 지나는 동안에야 차차 사그라진다. 평소에 식이요법을 시행하고, 통증이 생길 때에는 냉·온찜질을 하며, 아픈 부위를 높이 치켜든다.

1) 식이요법 : 육류·어패류·콩·팥·땅콩·버섯류·커피·코코아·주초(酒草)를 일체 금한다. 현미밥을 먹고, 채소·과일을 많이 먹는다. 달걀이나 우유는 되도록 먹지 말고, 물을 가능한 많이 마신다.

2) 치료 방법 : 익모초와 인동덩굴을 각각 12g씩 2홉 물을 부어 약한 불로 약 2시간 달여서, 하루에 3분복한다. 또 수련 뿌리를 달여 마셔도 특효가 있다고 한다.

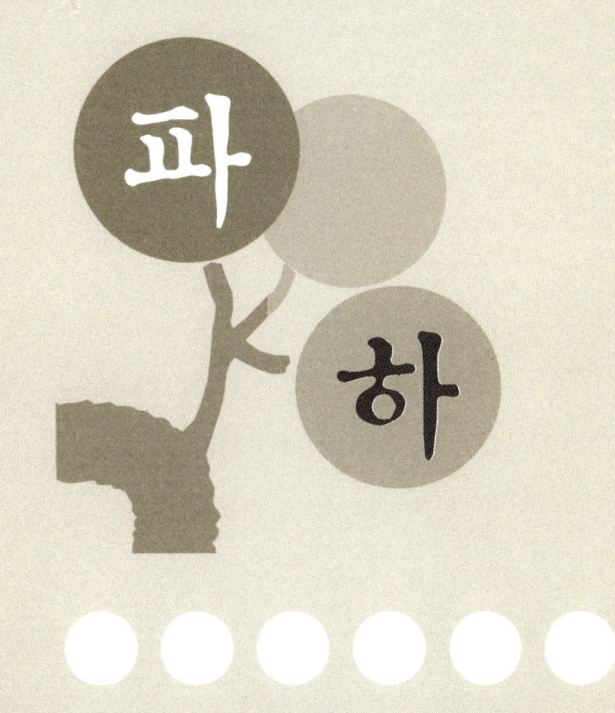

161 ■ 편도선염(扁桃腺炎)에는

편도선염으로 목이 붓고 아플 때에는 다음과 같이 해본다.
1) 겨자가루를 반죽하여 기름종이에 펴서, 아픈 부위에 붙여 두면 통증이 가라앉는다.
2) 길경(도라지 말린 것) 6g, 행인(살구씨) 3개, 감초 2g을 물 1홉에 달여, 하루에 2~3회씩 마시기를 계속하면 곧 낫는다.
3) 약간 짭짤한 소금물로 하루에 3번씩 양치질을 한다.
4) 목이 붓거든 사과즙을 마신다.
5) 대파의 흰 부분을 세로로 갈라서, 안쪽을 목에 대고 붕대로 감아 둔다.
6) 감자를 껍질을 벗기고 갈아서, 밀가루로 반죽할 때에, 식초를 한 방울 떨어뜨려 거즈에 펴서 목에 붙여 두고, 3시간마다 갈아 주면, 부기가 빠지고 통증이 가시며, 견디기가 쉬워진다.
7) 토란 껍질을 벗기고 갈아 밀가루로 반죽할 때에, 생강즙을 2~3 방울 떨어뜨려 거즈에 펴서, 위와 같이 해도 효과가 있다고 한다.
8) 편도선염으로 목이 부었을 때에는, 우엉 씨 6g을 볶아 감초 6g과 함께 물 3 홉에 달여, 반으로 되었을 때, 조금씩 마시면 효험을 본다고 한다.

162 · 편두통에는

1) 메밀가루로 떡을 만들어 먹고, 그 떡을 뜨겁게 하여, 환부에 거즈를 대고 붙여 두면, 신기하게도 낫는다. 하루에 한 번씩 갈아붙이는 게 좋다.
2) 무즙을 만들어, 반대쪽 콧구멍에 1~2 방울 떨어뜨리면, 신기하게도 낫는다고 한다.

163 · 폐렴에는

폐렴은 페니실린의 발견으로 잘 나을 수 있게 되었지만, 그래도 잘못하면 고통을 겪게 되므로 주의해야 한다.

먼저 실내 온도를 알맞게 조절하고 얼음찜질을 한다. 잉어파스터를 가슴에 붙이면 체온이 잘 내려가는데, 평온이 되면 떼어버린다. 두부파스터도 효과가 있다. 단, 이것은 2시간마다 열이 내릴 때까지 갈아 줘야 한다. 그리고 무즙에 꿀을 타서 마셔도 효과를 본다고 한다.

164 · 피부가 흰 반점으로 얼룩이 졌을 때

마늘에 유황가루를 묻혀서 여러 차례 문지르면, 본래 피부색으로 돌아온다.

165 ▪ 하혈을 할 때에는

부인들의 하혈에는 엉겅퀴 뿌리를 짓찧어 즙을 내어 마시면 멎는다고 한다.

166 ▪ 해수·천식에는

해수(咳嗽)·천식(喘息)·양 옆가슴이 아프거나 가슴이 답답한 사람은
1) 껍질 벗긴 도인(복숭아씨)과 행인(살구씨) 각각 75g씩을 한데 찧은 다음, 쌀과 섞어 죽을 쑤어 날마다 수시로 먹으면 효과를 본다고 한다.
2) 껍질 벗긴 도인 3되를, 고량주나 소주 1말에 1주일 동안 담가 두었다가, 날마다 3~4차례 소주잔으로 하나씩 마셔도 효과를 본다고 한다.

167 ▪ 허리를 삐었을 때에는

허리를 삐거나 넘어져서 다쳤을 때에는

천일염 반 되에 파뿌리 7개를 넣어, 자루에 넣어 뜨겁게 달구어서 상처에 대고 싸매 둔다. 이때 살갗에는 헝겊을 여러 겹 대 주어야 하고, 소금이 식으면 다시 데워서 댄다. 이 방법은 허리와 무릎의 신경통에도 효험이 있다. 이때에 소금은 3번 이상 데워 써서는 안 되고, 파뿌리는 매번 갈아 주어야 한다.

168 · 허리와 다리가 아픈 데에는

허리와 다리가 아픈 데, 수족이 냉하고 저린 데에는
1) 검은깨 1되를 볶아 찧은 것에, 생강 300g을 잘게 썰어 찧어 섞고, 오자대로 밀환을 하여 매 식간에 1개씩 씹어 먹으면 효험을 본다.
2) 검은깨 1되를 볶아 찧은 것을 항아리에 담고, 꿀 1되를 부어 7일이 지난 다음부터, 매 식간에 한 숟가락씩 먹어도 효험을 본다.

169 · 허약체질에는

1) 오미자와 구기자를 같은 분량 갈아서 끓는 물에 넣고, 3일간 두었다가, 차 마시듯이 수시로 마시면 효과를 본다.
2) 들깨를 갈아서 쌀과 섞어 죽을 쑤어 장복을 하면, 기운이 돋아난다고 한다.

170 · 헛구역질이 날 때에는

1) 생강을 씹어 먹는다.
2) 칡뿌리를 짓찧어 즙을 내어(칡즙) 여러 번 마시면 낫는다고 한다.

171 · 헛배가 부를 때에는

1) 청주 한 컵에 설탕 3숟가락을 넣고 달여 2~3회 마시면 낫는다고 한다.
2) 쪽파 뿌리 10개를 삶아 그 물을 수시로 마셔도 낫는다.

172 · 혈뇨(血尿)가 나올 때에는

오줌에 피가 섞여 나올 때에는 상추를 짓찧어 배꼽 위에 붙이고 뜨거운 물수건으로 찜질을 한다.

173 · 혈변(血便)이 나올 때에는

이유 모를 혈변(변에 피가 섞여 나오는 것)에는
1) 미나리즙을 아침 저녁으로 1공기씩 마시면 낫는다고 한다.
2) 막걸리 1공기에 냉이즙 1/2 공기를 타서 공복에 마시면 사흘이면 낫는다고 한다.

174 · 혈압이 올라갈 때에는

혈압이 오르고 신열이 심할 때에는, 돌미나리를 씻어 즙을 내어 공복에 마시면 효과를 본다.

175 · 협심증에는

발작하기 전에 예방하도록.

협심증이 갑자기 발작하면 새가슴 위가 몹시 아프고, 심장이 죄이며, 불로 지지는 듯한 느낌이어서 금세 죽을 것만 같은 불안감에 싸인다. 얼굴은 창백해지고 식은땀이 흐른다. 발작하는 시간은 1~2분에서 20~30분에 걸치기까지 하는데, 한 주일에 한 번 발작할 때도 있고, 몇 달 사이에 한 번 발작하는 수도 있다.

가족이 할 수 있는 응급처치법은 없고 오직 예방법뿐이다.

1) 물심양면의 과로를 피한다.
2) 과격한 운동을 하지 않는다.
3) 기온의 급격한 변화를 피한다.
4) 특히 겨울의 한기(寒氣)에 주의한다.
5) 과식을 않는다.
6) 변비가 되지 않게 한다.
7) 술과 담배를 금한다.
8) 단것을 피한다.
9) 체중이 늘지 않게 한다.
10) 마음을 편하게 가진다.

176 · 홍역(紅疫)에는

홍진(紅疹)이라고도 한다.

지금은 예방주사를 법적으로 맞히게 하고 있어, 홍역을 앓는 아이가 거의 없지만, 홍역은 처음에는 열이 조금 나고, 기침·재채기·콧물이 나오고, 목이 아프며 감기 증상처럼 시작하다가 차차 눈이 충혈되고 눈물이 나오며, 눈이 부시다고 호소한다. 두통이 나고, 입맛이 없어지며, 입 안 점막이 충혈 되어 빨개진다. 이런 다음에 얼굴·목둘레·가슴·등(背)의 차례로, 전신에 발진(發疹)이 퍼져 간다. 열은 39°C까지 오르고 기침도 심해진다.

1) 속히 병원으로 데리고 가야 한다.
2) 발병 초기에 찹쌀죽을 쑤어 먹이면, 발진이 촉진되어서 빨리 낫는다고 한다.
3) 무즙을 술잔으로 하나에 생강즙을 3방울 떨어뜨리고 흑설탕을 탄 다음, 이것의 4배의 끓인 물을 부어 저어서 8살 이하에게는 4번, 그 이상 된 아이에게는 2번으로 나누어 먹이면, 병이 속으로 들어가는 것을 막아 주어 빨리 낫는다.
4) 현미에다 무와 우엉을 잘게 썰어 넣고 푹 달여, 묽은 죽을 쑤어서 먹이면 빨리 낫는다고 한다.
5) 기침이 심하게 나올 때에는 연근과 진피(귤껍질) 말린 것을 섞어서 달인 물을, 따로 만든 현미수프에 같은 분량 섞어서 먹이면 효험을 본다.
6) 발진 때문에 목구멍 점막이 부어 아파서, 물도 안 넘어갈 때에는 된장에 묻어 두었던 가지를 짓찧어 짜서, 그 즙을 먹이면 음식이 잘 넘어간다.

177 · 화상(火傷)에는

불에 데거나 뜨거운 물에 데었을 때.

정도에 따라 3가지로 구분된다. 가볍게 덴 것은 살갗이 빨갛고 아플 정도이지만, 중 정도의 것은, 물집이 생긴다. 심한 것은, 살갗은 물론 진피까지 타서 희거나 검고, 아픔이 격렬하여 참기 어렵다.

1) 촌각을 다투어 소금물을 끼얹거나, 소금물에 담가야 한다. 그래야 물집이 생기지 않는다. 만일 금세 소금물을 만들 수 없는 처지라면 맹물에라도 담그고, 나중에 소금물을 써도 된다. 그런 다음에 생참기름이나 채종유(菜種油)를 거즈에 적셔 환부에 대고, 그 위를 비닐로 덮어 싸매 둔다.
2) 나무를 태운 재에 물을 부어, 그 잿물을 바르면 통증이 멎는다고 한다.
3) 오이즙을 발라 줘도 통증이 멎는다고 한다.
4) 감자·고구마·토란·마 등을 갈아서 발라 주면 빨리 낫는다.
5) 무즙을 발라 줘도 좋다.
6) 따갑기는 하지만, 된장을 듬뿍 발라 주는 것도 좋다.
7) 꿀을 발라 줘도 통증이 가신다.
8) 메밀가루를 개어 반죽을 해서 발라 주면 속히 낫는다.
9) 양파즙을 바르면 소염·진통이 된다.
10) 배(梨)를 썰어서 붙여도 진통이 된다.
11) 끓는 물에 데었을 때에는 치자가루를 달걀흰자에 개어서 붙인다.

178. 황달에는

황달이 걸리면 피부색이나 눈과 입 안이 노랗게 된다. 몸이 무겁고 두통·식욕부진·불면증 등이 생기고, 온몸이 몹시 가려워진다. 오줌이 노랗고, 거품이 인다. 대변이 잘 안 나오고, 나오는 것도 잿빛 찰흙 같다. 맥박은 느리고, 보이는 것도 노래진다.

1) 재첩국 : 재첩과 물을 같은 분량 부어서 진하게 달여, 하루에 3번씩 마신다.
2) 결명자를 볶아 달여서 하루에 3번 식간에 1컵씩 마신다.
3) 날수박껍질을 한 줌씩 삶은 물을, 차 마시듯이 자주 마시면 좋다고 한다.
4) 수세미오이를 탈 정도로 씨째 구워 가루를 내어서, 매 식후에 온수로 8g씩 나을 때까지 복용한다.(재가 되게 태우면 약효가 없다.)
5) 미나리즙을 조석으로 1공기씩 마시면 좋다.
6) 참외를 많이 먹어도 효과를 본다.
7) 참외꼭지를 붉은 팥과 함께 달여서 마시거나, 참외 꼭지를 말려 가루를 만들어, 면봉에 묻혀 콧구멍에 깊이 문질러 주면, 효험을 본다고 한다.
9) 밀(통밀)에 물을 부어 적셔 두면, 싹이 돋는다. 이것을 어느 정도 기른 다음에, 즙을 내어 소주잔으로 하나씩 수시로 마시면 신기한 효과를 본다고 한다.
10) 율무뿌리를 달여 수시로 마셔도 효과가 있다.

179 ▪ 흉통(胸痛)에는

원인 모르게 가슴 부위가 아파서 고통스러울 때에는, 부추즙을 수시로 마셔 본다.

180 ▪ 흰 머리를 검게 하려면

생강 껍질을 생참기름에 끓여 고아, 찐득한 고약처럼 만들어서, 손가락 끝에 묻혀 지속적으로 끈질기게 머리 밑에 문질러 바르면 효과가 있다고 한다.

부록

민간요법에 쓰이는 약용식물의 효용 일람표

- ▶ 민간요법에 쓰이는 약용식물은 양약처럼 정확하게 몇 g, 또는 몇 ml 등 세밀하게 따지지는 않는다.
- ▶ 대개는 한약처럼 달여서 쓰는데, 달이는 요령은 한약과 같다.(보기 : 한 번 쓰는 물의 양은 한 사발, 또는 한 대접, 그것이 반이 되게 달여 마신다.)
- ▶ "적당량을 적당히 달여서 마신다."와 같이 일반적으로 상식의 범위 안에서 사용한다.
- ▶ 재료는 특별히 '생으로' 또는 '날로'라고 표시되어 있지 않는 것은 전부 응달에서 말린 것을 사용하는 것이 원칙이다.
- ▶ 민간요법의 특징은 조금 더 먹어도 탈이 없고, 조금 덜 먹어도 탈이 없다는 것이고, 효험이 바로 나타나는 것은 아니지만 꾸준히 하는 동안에 차차로 효험을 보는 것이다.

약용식물 효용일람표(가나다순)

	식물이름	따는 시기	쓰는 부위	쓰이는 곳	적응증
1	가재무릇	5~6월	땅속줄기	완하제	위궤양·십이지장궤양
2	가지	여름	꼭지	해독·진통	① 생선중독 ② 구내염(口內炎) ③ 치통
3	까마중	가을	잎·줄기	해열·이뇨	버짐
4	까치수영	봄·가을	뿌리	이뇨·통경	월경불순·위병·기침·야뇨증·늑막염·변비
5	갈근	가을	뿌리	발한·해열	감기, 몸살, 주독에 속풀이로
6	감	여름, 가을	잎·꼭지	정혈·영양 진정	① 당뇨병, 고혈압, 심장병, 결핵, 동맥경화증 ② 헤르니아 ③ 백일해, 딸꾹질
7	감초	가을	뿌리	조화제	① 위경련 ② 위궤양
8	개구리밥	여름	전초	해독, 이뇨	① 수종 ② 단독, 신장병
9	개다래나무	사철	목질부, 열매	진통	① 신경통, 류머티즘, 성병, 산증 ② 위가 약한 데
10	여뀌	여름, 가을	잎, 줄기	구충, 해독 건위	구충, 태독, 위장염
11	개오동	가을	열매	이뇨	신장병, 부종
12	검은콩	가을	씨앗	건위, 이뇨 진해, 가장	감기, 신장병, 위궤양, 불감증, 각기, 위가 약한 데
13	결명자	가을	씨앗	건위, 강장 진해, 이뇨	모든 질병에 다 좋다.
14	고본	가을	뿌리, 줄기	진통	두통, 요통
15	고사리	가을	잎, 줄기	최면	불면증

쓰는 방법
가루를 뜨거운 물에 개어 풀같이 만들어 먹는다.
① 꼭지를 태워 가루를 물에 타 먹는다. ② 꼭지를 태워서 가루를 만들어 붙인다. ③ 꼭지를 태워 가루를 만들어 이를 닦는다.
생잎·줄기를 삶아 졸인 것을 환부에 바른다.
말린 뿌리를 하루에 20g씩 달여 먹는다.
전분을 끓는 물로 개어 먹거나, 갈근을 달여 마신다.
① 잎을 달여서 ② 잎을 불에 쬐어 항문에 ③ 꼭지 10개를 1홉 물에 반이 되게 달여 한 번에 마신다.
① 20g을 3홉 물이 2홉이 되게 달여 마신다. ② 가루 6g을 하루에 3분복한다.
① 짓찧어 바른다. ② 말린 것을 하루에 10g씩 달여서 먹는다.
① 목질부는 하루에 10g씩, ② 열매는 하루에 10g씩 달여서 마신다.
음건한 잎·줄기를 하루에 4g씩 달여 마신다.
하루에 7~12g씩 달여 마신다.
하루에 10g씩 달여 마신다.
씨앗 20g씩을 물 4홉에 진하게 달여 차 마시듯이 수시로 마신다.
하루에 2~3g씩 달여 마신다.
하루에 4~8g씩 달여 마신다.

	식물이름	따는 시기	쓰는 부위	쓰이는 곳	적응증
16	고추나물	가을	전초	진통	부종, 심장병, 요통, 관절염, 종기, 멍든 데, 신경통, 류머티즘
17	골풀	가을	줄기	이뇨	당뇨병, 이질, 불면증, 부종, 방광염
18	꼭두서니	가을	뿌리	통경, 지혈, 강장	월경불순, 객혈, 혈뇨, 코피
19	꽃다지	가을	씨앗	이뇨	부종, 가래, 기침
20	꽃무릇	사철	둥근뿌리	이뇨	① 종기, 버짐, 옴, 젖몸살 ② 복막수종, 신장부종
21	꽈리	가을	열매, 뿌리	진해, 이뇨, 입맛이 떨어진 데	열매 : 백일해 뿌리 : 월경곤란
22	광나무	가을	열매	강장, 강정	음위(陰萎), 불감증
23	괭이밥	여름, 가을	전초		① 대하, 임질 ② 치질, 안질, 트라코마
24	구기자	여름, 가을	잎, 열매 뿌리껍질	건위, 강정 해열, 강장, 강정, 건위	① 폐결핵, 신장결석, 불감증, 음위, 유종 ② 구내염 ③ 위약, 변비
25	국화	가을, 여름	꽃송이, 잎	해독, 진해, 진통, 살균	① 두통, 기침, 숙취, 나력 ② 마른버짐에 바른다.
26	굴거리나무	여름, 가을	잎	진해, 강장	폐결핵, 천식
27	길경 (도라지)	여름~겨울	뿌리	진해, 거담	편도선염, 백일해, 기관지염, 천식, 알레르기 체질
28	나팔꽃	여름, 가을	씨앗	하제(설사 시키는 약)	변비증
29	나한백	여름	잎	강간(强肝)	황달
30	남오미자	여름, 가을	열매	강장, 강정	음위
31	남천	가을, 겨울	열매	진해, 강장	감기, 천식, 백일해, 생선중독
32	냉이	봄, 여름	전초	이뇨, 해열, 혈압강하	고혈압

쓰는 방법

하루에 10~15g씩 달여 마시고, 신경통에는 즙을 내어 바른다.

줄기를 하루에 5~10g씩 달여 마신다.

하루에 10g씩 달여서 3분복한다.

하루에 1~2g씩 달여서 마신다.

① 뿌리를 갈아서 환부에 붙인다. ② 뿌리를 갈아서 용천혈에 붙이고 감아 둔다. ※ 독이 있으니 먹어서는 안 된다.

덜 익은 열매를 불에 태워서 하루에 1.5g을 3분복한다. 뿌리는 하루에 5g씩 달여 마신다.

하루에 5g씩 달여서 마신다.

① 하루에 10g씩 달여서, 그 물로 씻는다.

① 근피는 하루에 5~12g씩 달여서 3분복 ② 달인 물로 양치질 ③ 잎을 달여 마신다.

① 마른 꽃을 하루에 5g씩 달여서 마시고, 잎은 즙을 내어서 바른다.

잎을 말려 가루를 내어 온수로 마신다.

하루에 2~6g씩 달여서 마신다.

말린 씨앗을 빻아서 0.5g~1g씩(허약자에게는 안 쓴다)

잎을 달여 마신다.

열매를 한 줌씩 달여 마신다.

열매에 백·적 2종이 있는데, 약으로는 백색종을 하루에 4~8g씩 달여서 마신다.

전초를 하루에 20g씩 달여 마신다.

	식물이름	따는 시기	쓰는 부위	쓰이는 곳	적응증
33	넓은 잎 딱총나무 (말오줌나무, 접골목)	여름, 가을	잎, 꽃, 가지, 뿌리	발한, 소염	① 타박상, 삔 데, 벤 데, 류머티즘 ② 생선중독 ③ 감기, 몸살
34	노루발풀	6~7월	잎	지혈(벤 데, 찔린 데, 물린 데)	벤 데, 짐승에게 물린 데, 찔린 데, 살갗이 찢어진 데
35	달개비	가을	전초		천식, 심장판막증, 류머티즘, 각기
36	달래	가을, 겨울	뿌리	강장, 통경	월경곤란, 자궁출혈, 음위, 식도암
37	당근	가을	씨앗	이뇨, 구충	신장수종, 감기
38	대나무	사철	껍질	해독	복통·체한 데. 관절에 난 종기에.
39	댑싸리	가을	씨앗, 잎, 줄기	이뇨, 소염, 시력강화	① 각기, 신장염, 수종, 방광염 ② 옻 오른 데 ③ 밤눈이 어두운 데
40	떡쑥	여름, 가을	전초	진해	기침, 멍든 데, 종기 난 데
41	덩굴광대수염	6~8월	전초	이뇨, 강장	짜증, 선병질, 당뇨병, 신장결석, 만성신염
42	덩굴씀바귀	여름, 가을	잎, 줄기	건위	위병, 축농증, 식욕부진
43	도꼬마리	여름, 가을	잎, 줄기	해열, 발한	두통, 발열, 물린 상처에.
44	도인(桃仁)	4월	잎, 속씨, 흰꽃	진통, 소염, 통경	① 습진, 종기, 땀띠 ② 비듬 ③ 대하, 월경곤란, 불순 ④ 변비, 종기
45	독활	가을	뿌리	발한, 진통	감기, 두통, 중풍, 신경통, 류머티즘
46	두릅나무	사철	뿌리껍질	이뇨, 건위	당뇨병, 신장염, 위궤양, 위암
47	등골나무	가을	뿌리	통경	월경통, 월경과다
48	등나무	사철	혹, 뿌리	제암	① 위암 ② 부인병

쓰는 방법

① 잎, 가지 400g을 5리터의 물이 반이 되게 달여, 그 물로 환부를 찜질 ② 잎, 가지를 달여서 마신다. ③ 말린 꽃을 달여 마신다.

생잎을 짓찧어 상처에 바르면 지혈, 진통, 치유가 된다.

하루에 15g씩 달여서 마신다.

뿌리를 날로 먹는다.

하루에 5g씩 달여서 먹는다.

태운 가루를 한 번에 3g씩 온수로 마신다.

① 씨앗을 하루에 9g씩 달여 마신다.
② 씨앗을 달인 물로 찜질을 한다.
③ 잎·줄기를 달여 마신다.

전초를 하루에 5~10g씩 달여 마시고, 잎을 짓찧어 종기에 붙인다.

어른은 하루에 15g씩, 아이는 3~5g씩 달여서 하루에 3번으로 나누어 마신다.

하루에 10g씩 달여서 마신다.

하루에 5g씩 달여서. 개나 벌레에 물렸을 때에는 즙을 내어 바른다.

① 잎 즙을 바른다. ② 잎을 달인 물로 씻는다.
③ 속씨를 하루에 5~8g씩 달여 마신다. ④ 흰꽃을 말려서 달여 마신다.

하루에 5~8g씩 달여서 마신다.

하루에 10~15g씩 달여서 마신다.

적당량 달여 마신다.

① 특히 뿌리에 난 혹이 유효.
② 뿌리를 적당히 달여 마신다.

	식물이름	따는 시기	쓰는 부위	쓰이는 곳	적응증
49	띠	가을	꽃이삭, 뿌리	진행, 이뇨, 정혈	① 어린이 짜증, 기침 ② 주독, 천식, 딸꾹질
50	마	봄, 가을	뿌리	강장, 강정	위가 약한 사람이나 허약체질에
51	마늘	가을	비늘줄기	강장, 강정, 해독, 구충	① 늑막염, 복막염, 감기, 천식 ② 회충, 십이지장충 ③ 젖몸살, 버짐
52	마름	9월	열매	제암	모든 암에 듣는다.
53	마타리	가을	뿌리	이뇨	산후조리, 대하증, 부종
54	말곰취	사철	잎	진해, 해독	① 생선중독, 기침, 치질 ② 맞아서 부은데, 옻 오른데, 독충에 물린 데
55	말구슬나무	늦가을	열매	구충, 해열	감기, 월경불순, 회충, 촌충
56	매운잎풀	여름, 가을	잎	진통	치통, 통풍, 류머티즘
57	머루	가을	열매	강장	폐결핵
58	멀꿀(野木瓜)	가을	열매	이뇨	부인병, 신장부종
59	메꽃	여름	전초	강정, 이뇨	방광염, 정력감퇴, 당뇨병, 부종, 불감증
60	며느리배꼽	가을	전초		당뇨병
61	명감나무	가을	뿌리	이뇨, 해독	당뇨병, 방광염, 대하증, 성병, 류머티즘
62	명아주	7~8월	전초	진통	천식, 고혈압, 뇌출혈
63	모자반	사철	전초	이뇨, 진통	신장부종, 각기, 신경통, 동맥경화, 중풍
64	목단피	가을~봄	뿌리껍질	진통, 진경, 소염, 지혈	월경불순, 토혈, 코피, 자궁출혈, 요통, 복통
65	목통(木通: 으름덩굴)	가을~겨울	덩굴, 잎	이뇨, 진통, 배농	월경불순, 신장병, 부종, 방광염, 임질, 두통
66	무	사철	뿌리, 씨앗	건위, 소화, 해독, 진통, 소염	① 위장병, 담석증, 숙취 ② 치통, 축농증, 두통, 중이염, 습진, 두드러기, 불에 덴 데 ③ 각기
67	무(榠)피향나무	여름	잎	이뇨	신장염, 늑막염, 황달, 맹장염

쓰는 방법
① 꽃이삭을 달여 마신다. ② 뿌리를 하루에 8~15g 달여 마신다.
강판에 갈아 간장을 쳐서 밥을 비벼 먹는다. 하루에 8~15g씩 달여 마신다.
① 구워서 먹는다. ② 날로도 먹는다. ③ 갈아서 붙인다.
열매를 5~6개 달여서 마신다.
하루에 8~11g씩 달여서 마신다.
① 잎을 달여서 마신다. ② 잎을 불에 쬐어 부드럽게 만들어 붙인다.
하루에 10g씩 달여서 마신다.
생잎을 씹으면 된다.
말린 열매를 적당히 달여 마신다.
말린 열매를 적당히 달여 마신다.
하루에 15g씩 달여서 마신다.
하루에 20g 달여서 마신다.
가을에 뿌리를 캐어 썰어서 말린 것을 하루에 10~20g씩 달여서 마신다.
음건한 것을 하루에 20g씩 3홉 물이 반이 되게 달여서 3번으로 분복한다.
하루에 20g씩 달여 마신다.
하루에 5g씩 달여서 마신다.
하루에 40g씩 달여서 마신다.
① 무를 강판에 갈아서 먹는다. ② 무즙을 내어서 바른다. ③ 씨(나복자)를 하루에 20g씩 달여서 마신다.
하루에 10g씩 달여서 마신다.

	식물이름	따는 시기	쓰는 부위	쓰이는 곳	적응증
68	무화과	5~9월	열매	완하제	치질, 소화불량, 토혈, 하혈, 생선중독
69	물푸레나무	사철	가지		신경통, 류머티즘
70	미역취	가을	잎, 줄기	건위, 이뇨	신장병, 부종, 요도염
71	민들레	11~2월 2~3월	뿌리, 잎	건위, 해열, 발한, 강장	① 위궤양, 만성위염, ② 위장병, 간장병, 부종, 치질, 자궁병, 천식, 심장병, 변비
72	박주가리	여름~가을	잎, 씨앗	강정	음위(陰痿)
73	박하	여름~가을	잎	진통, 발열, 발한	① 뇌병 ② 치통, 두통, 벌레 물린 데
74	밤	가을	잎	진해	① 옻 오른 데 ② 백일해(白日咳)
75	방동사니	가을	전초	이뇨, 진경	각기, 신장병, 천식, 위경련, 네프로제
76	방아풀	여름~가을	잎, 줄기	진경, 진통	위장병, 위경련, 복통, 식체
77	백리향	6~7월	잎	정장	방귀가 잦을 때
78	뱀무	가을~겨울	전초, 뿌리	이뇨	① 부종, 신장염, 네프로제 ② 종기가 났을 때
79	범의귀	사계절	잎	해독, 해열	① 중이염, 얼굴에 난 종기, 동상, 벌레 물린데 ② 감기
80	벚나무	사계절	잎, 속껍질	해독	① 아이들의 땀띠 ② 생선 중독, 종기
81	벽오동(碧梧桐)	가을	열매	진해	기침이 심할 때
82	별꽃	봄~가을	전초	건위, 젖 부족	각기, 위가 약할 때, 젖 부족
83	보리장나무(보리똥나무)	여름~겨울	잎, 가지	기침, 강장	잎은 천식, 폐결핵, 늑막염, 감기에. 가지는 심장병에.
84	뽕나무	6~7월	뿌리껍질	이뇨, 진해, 거담	기침, 백일해, 부종, 자궁내막염

쓰는 방법

날로 하루에 3~4개씩 먹는다. 또는 말린 것을 적당히 달여서 마신다.

가지를 삶은 물로 찜질을 한다.

하루에 5g씩 달여서 마신다.

① 생잎을 2~3월에 잘 씹어 먹고 ② 말린 뿌리는 하루에 10~20g씩 달여서 마신다.

말려서 빻아 가루를 내어 한번에 2~3g씩 미온수로 마신다.

① 하루에 2~3g씩 달여서 마신다. ② 잎을 찧어 생즙을 내어 환부에 바른다.

① 생잎을 찧어 즙을 내어 바른다. ② 말린 잎을 적당량 달여 마신다.

하루에 15~20g씩 달여서 마신다.
※ 네프로제 : 신장의 세뇨관이 막히는 병으로 온몸이 붓는다.

하루에 10~15g씩 달여서 마신다.

잎을 줄기째 말려 적당량씩 달여 마신다.

① 전초는 하루에 6~15g씩 달여서 마신다. ② 뿌리는 하루에 10g씩 달여서 마신다.

① 생즙을 짜서 귀에 넣거나, 헌 데에 바른다. ② 말린 잎을 하루에 20g씩 달여서 마신다.

① 잎을 삶은 물에 아이를 목욕시키면, 땀띠가 사라진다. ② 속껍질을 하루에 20g씩 달여서 마신다.

열매를 볶아 빻아서 가루를 내어, 어른은 하루에 찻숟가락으로 두 개 분량을 3번에 나누어 마신다.

하루에 20g씩 달여서 마신다.

잎은 말려서 하루에 15g씩 달여서 마시고, 가지는 말려서 하루에 20g씩 달여서 마신다.

하루에 10~15g씩 달여서 마신다.

	식물이름	따는 시기	쓰는 부위	쓰이는 곳	적응증
85	부처꽃	늦가을	뿌리	구토	속이 메스꺼울 때
86	비자 (榧子)	가을~겨울	열매	구충, 강장	촌충, 십이지장충, 신장이 위축된 데
87	비파	여름~가을	잎	이뇨, 살균, 진해, 제암	① 위축신, 만선신염, 기침, 더위 먹은 데, 임질 ② 암
88	산자약	가을	뿌리, 흰꽃	이뇨, 살균, 진해, 제암	① 뿌리는 천식에 ② 꽃은 자궁내막염에
89	삽주	여름~가을	뿌리	건위, 이뇨	위장, 신장병, 부종
90	새우난초	여름~가을	뿌리	통경(通經)	월경불순
91	생강	가을	뿌리	건위, 구토	식중독
92	석류피 (石榴皮)	사철	뿌리껍질	강장, 구충	① 감기, 심장병, 음위 ② 촌충
93	소나무	사철	잎, 송진	보혈, 건위, 강장, 진해	① 빈혈, 냉증, 위약, 피로, 허약, 심장병, 폐결핵, 늑막염, 중풍, 고혈압, 동맥경화, 신경통, 류머티즘, 저혈압, 피부병, 암 ② 가래, 기침
94	소엽	여름	잎, 씨앗	건위, 발한, 진해, 해독, 이뇨, 진통	생선이나 게를 먹고 중독된 데, 위병, 위약, 위무력증에
95	속새	여름	뿌리	지혈, 이뇨, 진통	신장수종, 성병, 월경과다, 요통, 하복통, 치질출혈
96	쇠뜨기	여름	전초	배독, 이뇨	① 성병(임질) ② 부종, 신장염 ③ 당뇨병
97	쐐기풀	여름~가을	잎	해독	신경통, 류머티즘, 뱀에 물렸을 때
98	수국차	여름~가을	잎	해독	임질, 부인병
99	수선화	봄~가을	뿌리	소염	유종, 유선염(乳腺炎)
100	수세미	여름	줄기에서 나오는 물	진경, 진통, 이뇨	복통, 두통, 천식, 폐렴, 감기, 부종
101	쑥	6월	잎, 줄기	지혈, 보온	① 치질출혈, 자궁출혈, 천식, 신경통, 냉증 ② 신경통, 류머티즘

쓰는 방법

하루에 4g씩 달여서 마신다.

하루에 30~40개씩 날것으로 또는 굽거나 익혀서 먹는다.

① 하루에 10g씩 달여 마신다.
② 잎을 불에 쬐어, 노글노글하게 해서 환부에 붙인다.

① 뿌리는 하루에 10g씩 달여서 마시고 ② 흰꽃은 적당량을 말려 달여서 마신다.

하루에 10g씩 달여서 마신다.
※ 껍질 있는 것을 창출, 벗긴 것을 백출이라고 하는데 이것은 백출에 대한 것이다.

하루에 3~4g씩 달여서 마신다.

버섯, 죽순, 어물에 중독되었을 때, 즙을 내어 먹는다.

① 하루에 5~10g씩 달여서 마신다.
② 더운 물에 한나절 담가 뒀다가 마시면 촌충이 없어진다.

① 잎을 씹어 즙을 삼킨다. 달인 물을 마신다.
② 송진을 한 번에 2g씩 먹는다.

잎이나 씨앗을 적당량 달여서 마신다.

뿌리를 적당량 달여서 마신다.

① 하루에 10g씩 달여서 마신다. ② 잎이 피기 전의 쇠뜨기는 유종(乳腫)에 듣는다.
③ 음건하여 달여 마신다.

생잎을 짓찧어 즙을 내어 바른다. 또는 잎을 달인 물에 담가도 된다.

진하게 달인 물에 좌욕을 하면 임질을 다스리고, 부인병이 치유된다.

강판에 갈아서 헝겊에 펴서 환부에 붙인다.

줄기를 자르고 그 끝을 병 속에 넣어 둬서, 줄기 물을 받아 한 번에 90cc씩 끓여서 마신다.

① 하루에 20g씩 달여 마신다.
② 잎, 줄기를 삶은 물에 목욕을 한다.

	식물이름	따는 시기	쓰는 부위	쓰이는 곳	적응증
102	순채	여름	전초	제암	① 위암, 위궤양 ② 종기, 두창
103	식나무	여름	잎	진통, 흡인	종기, 화상, 타박상, 벤 데
104	쓴풀(당약)	9~12월	전초	건위	위병, 위경련, 복통, 요충
105	알로에	사철	잎	건위, 강장	위장병, 신경통, 천식, 신장병
106	애기똥풀	봄~여름	잎, 줄기	발포제	완선(사타구니가 가려운 병)
107	약모밀(십자풀)	여름~가을	전초	해독, 흡인, 소염, 이뇨, 완하	① 종기, 치질, 요통 ② 냉증, 대하, 비듬 ③ 치질, 변비, 뇌병, 축농증, 신장병, 여드름, 고혈압
108	양하	여름~가을	잎, 뿌리	이뇨, 진통	① 치질, 냉증 ② 신장병, 월경통
109	여지(荔枝)	여름~가을	열매	건위	① 위병 ② 천식
110	연밥	가을~겨울	잎, 근경, 열매	지혈, 통경, 흡인	① 종기 ② 기침, 폐결핵 ③ 대하, 월경불순
111	예덕나무(시닥나무)	여름	새눈, 새잎	배농, 제암	위궤양, 위암, 종기
112	오갈피(五加皮)	여름	잎, 줄기, 뿌리	강정, 강장, 진통	요통, 산증
113	오수유	가을	열매	구충, 건위, 이뇨	감기, 치질, 음위, 식상, 각기
114	오이풀	가을	뿌리	지혈, 수렴	산증, 곱똥
115	용담	가을	뿌리	건위, 해열, 소염	위장병, 위암
116	우슬(쇠무릎지기)	11월	뿌리	수렴, 이뇨, 강정, 통경	요통, 관절통, 신경통, 월경불순
117	우엉	가을	뿌리, 씨앗	소염, 진경, 해독, 배농	① 맹장염 ② 위경련 ③ 대하증

쓰는 방법

① 달여서 마신다.
② 생잎을 짓찧어서 종기에 붙인다.

잎을 불에 쬐어 부드럽게 한 다음, 환부에 붙인다.

하루에 4~6g씩 달여서 마신다.

잎을 썰어 껍질을 벗기고 2cm 가량 날로 먹거나 즙을 내어, 소주잔으로 한 잔씩 마신다.

달인 물을 바른다.

① 잎을 비벼, 부드럽게 만들어 환부에 붙인다.
② 전초를 삶은 물에 목욕을 한다.
③ 하루에 10~20g씩 전초를 달여서 마신다.

① 잎을 삶은 물에 목욕을 한다.
② 뿌리를 하루에 10g씩 달여 마신다.

① 열매를 삶아 먹는다.
② 어린 열매를 즙을 내어 마신다.

① 잎을 태워 재를 밥풀로 으깨어 종기에 붙인다.
② 뿌리 마디로 즙을 내어 1컵씩 마신다.
③ 열매를 한꺼번에 20개씩 달여서 마신다.

새눈과 새잎을 말려 뒀다가 하루에 10g씩 달여 마신다.

하루에 20g씩 달여서 마신다.

하루에 4~5g씩 달여서 마신다.

하루에 6~10g씩 달여서 마신다.

하루에 2~4g씩 달여서 마신다.

하루에 8~10g씩 달여서 마신다.

① 뿌리를 말려 썰어서 달여 마신다.
② 뿌리를 짓찧어 즙을 내어 마신다.
③ 씨앗을 하루에 20g씩 달여 마신다.

	식물이름	따는 시기	쓰는 부위	쓰이는 곳	적응증
118	울금(鬱金)	가을	뿌리	지혈	코피, 혈뇨, 토혈
119	유자	가을~겨울	열매, 씨앗	보온, 진통	① 냉증, 신경통, 요통, 류머티즘 ② 디프테리아 ③ 류머티즘
120	율무쌀	가을	씨앗, 뿌리	건위, 이뇨, 사마귀, 강장, 소염, 진통, 배농, 통경	만병통치이다. ① 황달, 월경곤란 ② 모든 병을 예방할 수 있다.
121	은행	가을~겨울	씨앗(열매)	진해, 강장	기침, 강장, 폐결핵
122	음양곽(삼지구엽초)	여름	잎	강정, 강장	신경쇠약, 음위, 건망증, 부종, 방광염
123	이질풀	여름	전초	완하, 정강	복통, 설사, 각기, 위약, 자궁내막염, 변비
124	익모초	여름~가을	잎, 줄기, 씨앗	통경, 강장	① 부인병, 월경곤란, 안질 ② 허약체질
125	인동덩굴	여름~겨울	잎, 덩굴	이뇨, 해독	① 신장병, 감기, 성병 ② 요통
126	인진쑥	8~9월	전초	강간(强肝), 해열, 이뇨	황달, 간장병, 신염, 부종, 두드러기, 네프로제
127	자두	여름	열매	소염	편도선염, 유선염
128	자리공	여름~가을	잎, 뿌리	이뇨	① 두창, 부스럼 ② 각기, 수종, 만성신염
129	작약	봄~가을	뿌리	진경, 진통, 진정	복통, 근육통, 수족통증
130	장때여뀌	봄~가을	전초	구충, 해독	위궤양, 어린이 구충, 태독
131	접시꽃	가을	뿌리	건위	위장병
132	제비꽃	여름~가을	뿌리, 건초	흡인, 최면	① 종기 ② 불면증
133	조구등	여름	줄기, 가지	진정	아이들 보채는 데, 신경과민

쓰는 방법
말린 뿌리를 적당량 달여 마신다.
① 끓인 물에 열매를 썰어 넣고 목욕을 한다. ② 말린 씨 3개를 달여 마신다. ③ 씨를 태워 끓는 물에 타서 마신다.
① 뿌리를 달여 마시거나 ② 씨앗을 하루에 10~20g씩 달여 마신다. 율무쌀을 익혀서 (밥) 짓찧어 사마귀에 붙인다.
열매 2~6g을 달여 마신다. ※ 참기름에 1년을 담가 뒀다가 장복을 하면, 폐결핵 3기 환자도 낫는다고 한다.
하루에 10~15g씩 달여 마신다.
하루에 20g씩 달여서, 설사에는 따뜻하게 해서 마시고, 변비에는 차게 해서 마신다.
① 잎을 하루에 15g씩 달여서 마신다. ② 씨앗은 하루에 2g씩 달여서 마신다.
① 달여 마신다. ② 삶은 물에 목욕을 하면, 요통에 효험을 본다.
하루에 10~20g씩 달여서 마신다.
자두를 불에 구워서 먹고, 짓찧어서 환부에 붙이기도 한다.
① 머리나 얼굴, 엉덩이에 나는 부스럼에는 잎을 짓찧어서 바르고 ② 각기, 수종, 만성신염에는 뿌리를 하루에 10g 달여서 마시되 독이 있으므로 장기간 복용은 금한다.
하루에 5g씩 달여 마신다.
전초를 적당량 달여서 마신다.
하루에 5g씩 달여서 마신다.
① 생잎을 짓찧어 종기에 붙이면 고름을 빨아 내는데, 뿌리에서 즙을 짜 발라도 같은 효험을 본다. ② 뿌리를 하루에 2g씩 달여 마신다.
하루에 2~3g씩 달여 마신다.

	식물이름	따는 시기	쓰는 부위	쓰이는 곳	적응증
134	조름나물	여름~가을	잎	건위	불면증, 위가 약한 사람
135	조릿대	사철	잎	제암	암
136	주목	사철	잎, 껍질	이뇨	당뇨병, 신장병
137	지골피(구기자나무 뿌리껍질)	늦가을 (겨울)	뿌리껍질	폐결핵, 불감증, 음위, 유종, 구내염	변비, 위장허약, 구내염
138	진피(陳皮)	사철	오래 말린 껍질	진해, 거담, 건위	감기, 기침, 천식, 위약
139	질경이	6~7월	씨앗, 전초	이뇨, 진해, 완하, 건위	① 부인병, 감기, 위, 변비, 두통, 심장병, 몽설, 치질, 류머티즘 ② 신장병
140	찔레나무	가을~겨울	열매	완하, 통경, 이뇨	변비, 생선중독, 월경불순
141	차풀(갯차)	여름	전초	건위, 이뇨	위장병, 신장병
142	창출	여름~가을	뿌리(껍질 안 벗긴 것)	건위, 이뇨, 진통	위장병, 방귀가 잦은 데
143	천남성	가을	뿌리	거담, 진경, 진통	기침, 가래, 뇌출혈
144	천마	6월	뿌리	강장, 진통	두통, 허약체질, 강장
145	총백	여름~가을	파뿌리	발한, 이뇨	감기, 불면증, 생선중독
146	치자	가을	열매	소염, 진통, 지혈, 이뇨	요통, 황달, 결핵, 불면증
147	칠엽수	사철	나무껍질	지혈, 해열	① 대하, 자궁출혈 ② 여드름
148	택사	가을	덩이줄기	이뇨	부종, 각기, 더위 먹은 데
149	좌초	가을	뿌리, 줄기, 잎	이뇨	① 감기, 위통, 복통, 각기, 복막염 ② 부종, 중풍
150	팥	가을	씨앗	이뇨, 영양, 보혈	신장염, 네프로제, 변비, 부종, 빈혈, 냉증, 당뇨병, 허약체질, 각기

쓰는 방법
적당량을 달여서 마신다.
적당량을 달여서 마시는데 특히 얼룩조릿대가 좋다.
잎과 껍질을 하루에 10~20g씩 달여서 마시는데, 잎은 괜찮으나 껍질은 사람에 따라서 토하는 수가 있다.
하루에 5~12g씩 달여 마시고 구내염에는 이 물로 양치질을 한다.
오래 묵은 것일수록 좋다. 하루에 3~5g씩 달여 마신다.
① 생잎을 불에 쬐어, 누글누글하게 해서 종기에 붙인다. ② 음건한 잎은 15g, 씨앗은 4~10g씩 달여서 마신다.
하루에 3~4g씩 달여 마신다.
하루에 10~20g씩 달여서 마신다.
하루에 15g씩 달여서 마신다.
하루에 2g(이하) 달여 마시되, 독이 있으므로 과하면 안 된다.
하루에 10g씩 달여 마시고, 삶아서 먹으면 강장효과가 있다.
쪽파는 파뿌리, 대파는 밑동의 흰 부분을 적당량 달여서 마신다. ※ 불면증에는 총백이나 양파를 썰어서 머리맡에 두고 자면 잠을 청할 수가 있다.
열매를 하루에 5~10g씩 달여 마신다.
① 나무껍질을 적당량 달여 마신다. ② 나무껍질을 삶은 물을 바른다.
하루에 3~5g씩 달여 마신다.
① 뿌리를 달여 마신다. ② 생잎 즙을 한 컵씩 마시면 부종과 중풍에 듣는다.
밥에 두어 먹는다. ※ 끝에 흰설탕을 쳐서 먹으면 효과가 없어진다.

	식물이름	따는 시기	쓰는 부위	쓰이는 곳	적응증
151	피막이풀	봄~가을	잎	지혈	상처, 거머리에 물린 데, 버짐
152	하고초	가을	전초	이뇨	방광염, 성병, 신장염, 나력
153	하늘타리	가을	뿌리	통경	① 월경불순 ② 종기
154	할미꽃	봄~여름	잎, 줄기	통경, 하혈, 소염, 지혈	천식, 월경불순, 열성설사
155	행인 (살구씨)	여름	속씨	진해	기침, 가래, 감기
156	향부자	가을~겨울	뿌리, 줄기	통경, 진경	두통, 월경불순, 자궁출혈
157	향유	가을	잎, 줄기	발한, 이뇨	설사, 각기, 더위먹은 데, 부종, 입냄새
158	현호삭	가을	덩이줄기	이뇨, 통경, 진통	복통, 위통, 요통, 타박통, 월경불순
159	호두	9월	열매	강장, 진해	감기
160	홍화	여름~가을	꽃, 씨앗	통경, 접골	월경불순, 두통, 현훈, 목마름, 구내염 뼈가 약하거나 부러졌을 때
161	황기	여름~가을	뿌리	해열, 소염	식은땀, 손발에 심하게 나는 땀, 설사, 고혈압
162	황련	가을~겨울	뿌리	건위, 지혈	① 위장병, 복통, 토혈, 결핵, 코피 나는 데 ② 결막염
163	황벽나무	6~8월	속껍질	건위, 진통, 보혈	① 위장병, 설사, 하혈, 복통, 요통, 빈혈, 폐결핵 ② 피부병
164	회향	가을	열매	건위, 구충, 거담	젖 부족

쓰는 방법

잎을 짓찧어 붙이거나, 즙을 내어 바른다.

하루에 10~20g씩 달여 마신다.

① 하루에 2~5g씩 달여 마신다.
② 생뿌리를 강판에 갈아서 환부에 붙인다.

잎, 줄기를 적당량 달여서 마신다.

5~6개를 짓찧어 물로 삼키거나 달여 마신다.

하루에 2~4g씩 달여 마신다.

하루에 20g씩 달여서 3분복한다.

덩이줄기를 쪄 말린 것을 하루에 2~3g씩 달여 마신다.

5~6개를 달여 마신다.

① 꽃을 말려, 하루에 2~4g씩 달여 마신다.
② 씨앗을 볶아 한 줌씩 달여 마신다.

말린 뿌리를 하루에 3~8g씩 달여 마신다.

① 굵은 뿌리를, 하루에 3~5g씩 달여 마신다.
② 뿌리를 달인 물로 씻는다.

① 겉껍질과 목질부 사이에 있는 속껍질을 벗겨 말린 것을 하루에 6g씩 달여 마시고,
② 빻아 가루를 내어 참기름에 개어서 무좀, 마른버짐, 부스럼, 습진 등에 바른다.

말린 열매를 하루에 5~8개씩 달여 마신다.

몸에 좋은 민간요법

초판 1쇄 발행 / 2006년 12월 5일
지은이 / 김창무
발행처 / 지혜의나무
발행인 / 이의성
등록번호 / 제1-2492호
등록일자 / 1999년 5월 10일
주소 / 서울 종로구 관훈동 198-16 남도빌딩 3층
전화 / 02-730-2211, 팩스 02-730-2210

ⓒ 김창무

ISBN 89-89182-52-2 (03510)
ISBN 89-89182-50-6 (세트)

저자와의 협의에 따라 인지는 생략합니다.
잘못된 책은 바꾸어 드립니다.
책값은 겉표지에 있습니다.